本 书 承

广 东 省 科 学 技 术 厅 资 助 出 版

广东省优秀科技专著出版基金会推荐

广东省优秀科技专著出版基金会

广东省优秀科技专著出版基金会

国家“十二五”重点图书出版规划
广东省优秀科技专著出版基金会资助项目

心脏传导系统
病理图谱

XINZANG CHUANDAO XITONG BINGLI TUPU

主编　宋一璇　姚青松
审阅　王泰龄　祝家镇
编委　邓　平　P.Saukko　H.Laaksonen
刘　超　胡小领　林少影　胡锦生

廣東省出版集團
广东科技出版社 | 全国优秀出版社
·广　州·

图书在版编目（CIP）数据

心脏传导系统病理图谱/宋一璇，姚青松主编．—广州：广东科技出版社，2012．8

ISBN 978-7-5359-5138-0

Ⅰ．①心…　Ⅱ．①宋…②姚…　Ⅲ．①心脏传导系统—图谱　Ⅳ．①R322.1-64

中国版本图书馆CIP数据核字（2012）第007724号

责任编辑：郭怡甘　陈　翔
美术设计：林少娟
责任校对：黄慧怡
责任印制：罗华之
出版发行：广东科技出版社
（广州市环市东路水荫路11号　邮政编码：510075）
E-mail：gdkjzbb@21cn.com
http：//www.gdstp.com.cn
经　　销：广东新华发行集团股份有限公司
印　　刷：广州市岭美彩印有限公司
（广州市荔湾区花地大道南海南工商贸易区A幢　邮政编码：510385）
规　　格：889mm×1194mm　1/16　印张15　字数360千
版　　次：2012年8月第1版
2012年8月第1次印刷
定　　价：98.00元

---

2. Davies检查法（1971）

（1）SAN检查

用与Hudson相同的方法获取整个上腔静脉与心房连合部，将其切成数条，每条宽约2.5 mm。

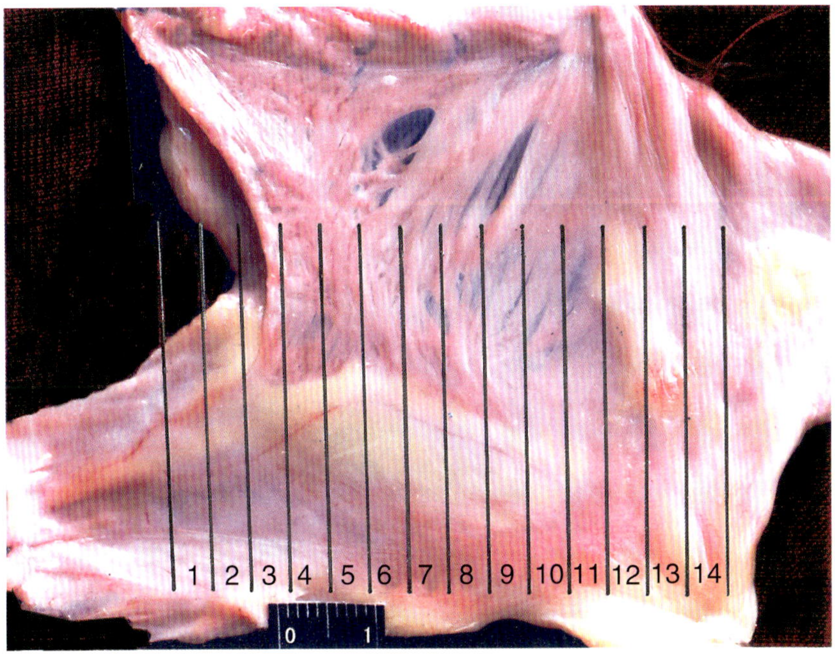

图2-3　Davies的SAN检查法示意图

将组织铺平后用大头针固定，平行纵切成若干条，取其肉眼见有SAN动脉断面者依次编号、制片

（2）房室传导系统检查

于心房室间隔取下一长方形组织，按图示意取材切块，每块宽约2.5 mm。

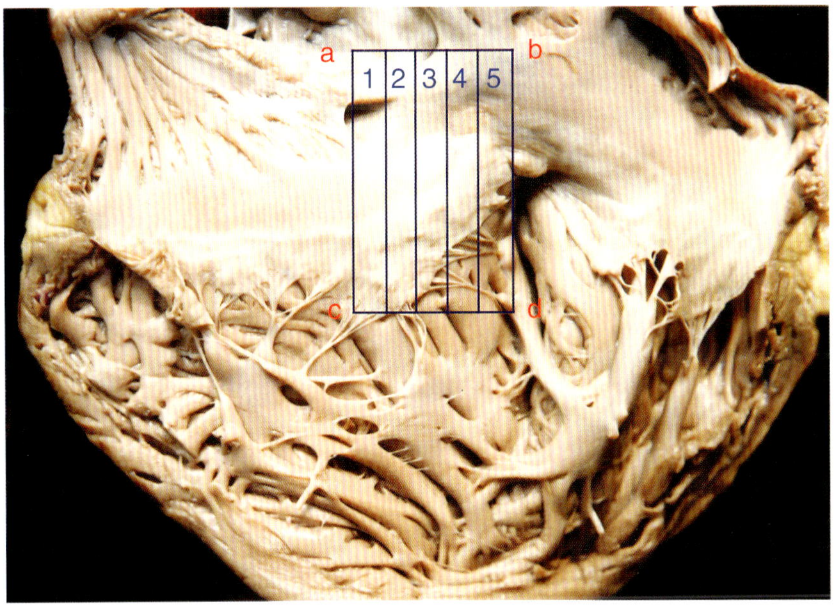

图2-4　Davies的AVN、HB及LBB与RBB检查法示意图

先从冠状窦口前缘与卵圆窝下缘交汇点处（a）垂直向下切到三尖瓣后乳头肌腱索处（c）为后界，前界自右心房（b）沿室间隔前缘垂直向下切至右心室隔侧乳头肌处（d）；上、下界分别沿水平线作（a）与（b）、（c）与（d）的连线切。将获得一长方形组织块，纵切成4～6条，依次编号，连续切片

3. 简化的Davies检查法

按图解取得组织块，依次编号，同向包埋，切片染色。

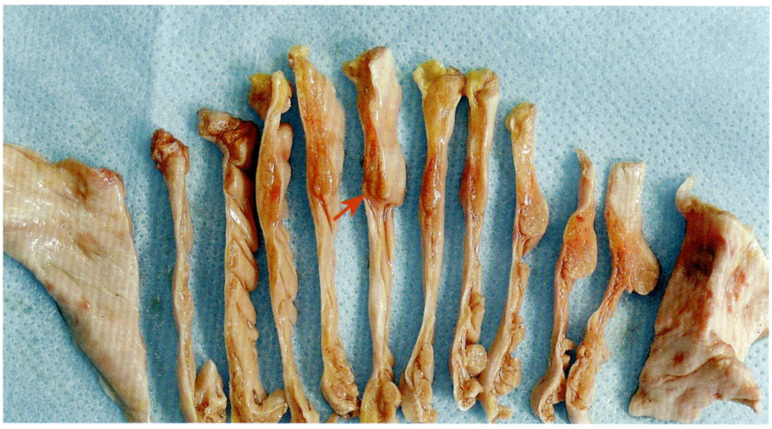

图2-5 SAN检查法

于右心耳嵴顶开始，沿界沟每隔2.0 mm垂直平行纵切数刀，全长达2.0 cm，所得条状组织再以界沟（↑）为中心，距其上、下0.3 cm处切断

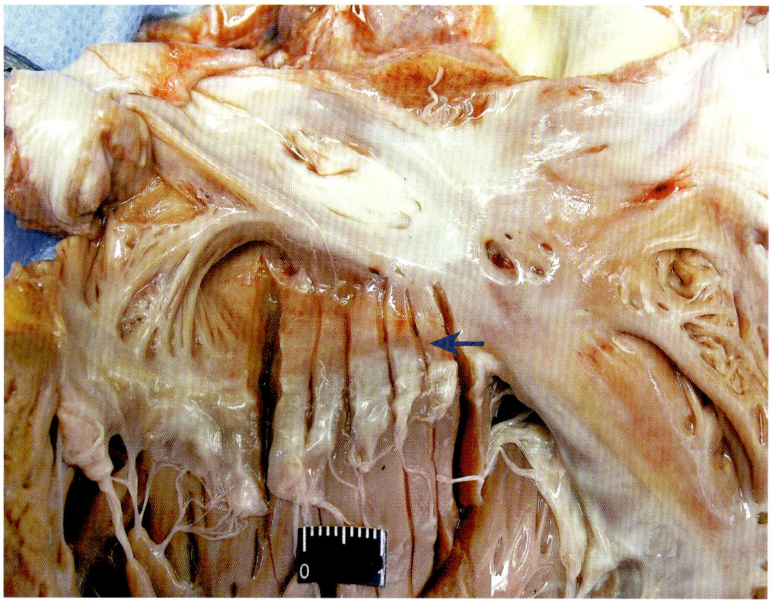

图2-6 AVN检查法

从冠状窦口前缘至室间隔膜部前缘平行纵切4～6条，以房室连接线（↑）为中心向上0.5 cm、向下1.5 cm处切断

4. 笔者的检查法（1997）

（1）解剖法

在各大血管进出心包处切断血管，取出心脏。先后在心脏标本上切取包含有窦房结和房室传导系统的两块组织，或心脏固定后再切取。具体的取材步骤如下：

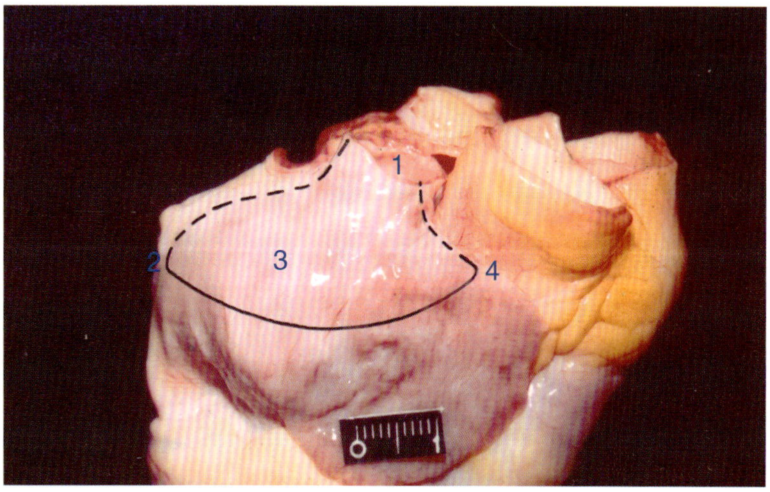

图2-7 SAN解剖法示意图

虚线示从腔静脉窦及右心耳后壁剪切线，实线示右心房前面剪切线

1. 上腔静脉 2. 下腔静脉 3. 右心房 4. 右心耳嵴

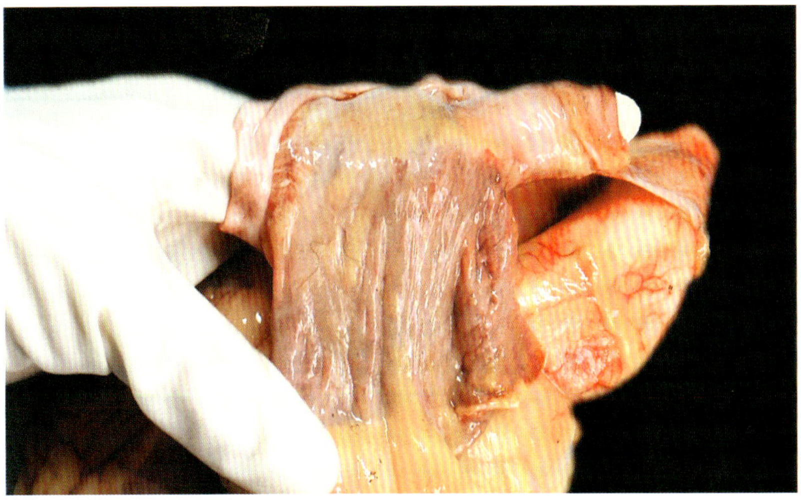

图2-8　SAN解剖法（第一步）

左手食指从下腔静脉口伸入右心房经腔静脉窦至上腔静脉口

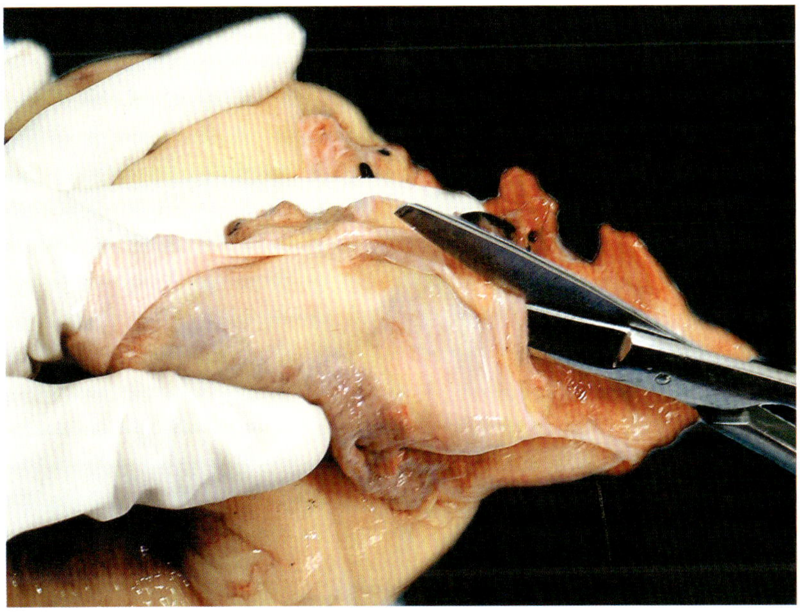

图2-9　SAN解剖法（第二步）

顺左手食指外侧沿腔静脉窦（贴心房壁）长轴自上而下剪开

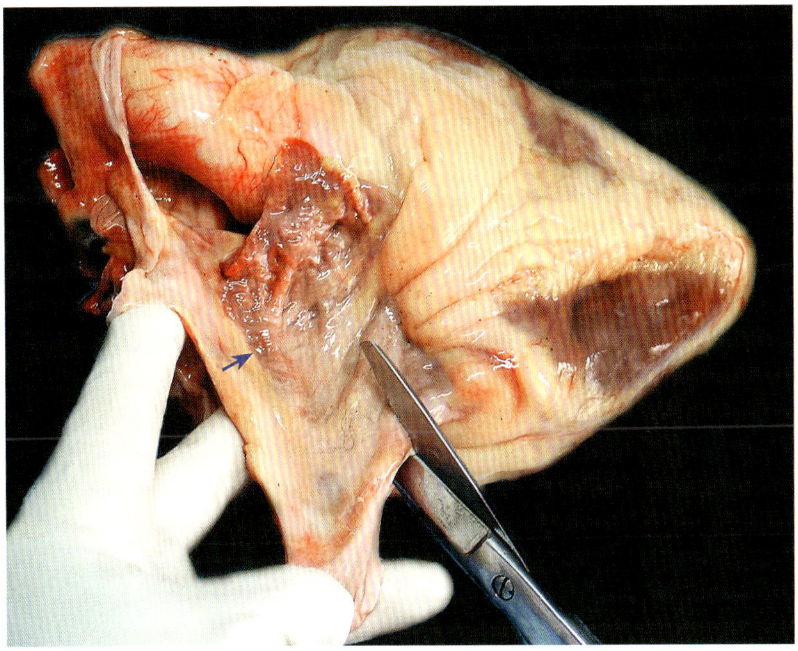

图2-10　SAN解剖法（第三步）

在右心房前侧距界沟（↑）1.0～1.5 cm处，自下腔静脉断端向右心耳嵴方向剪开

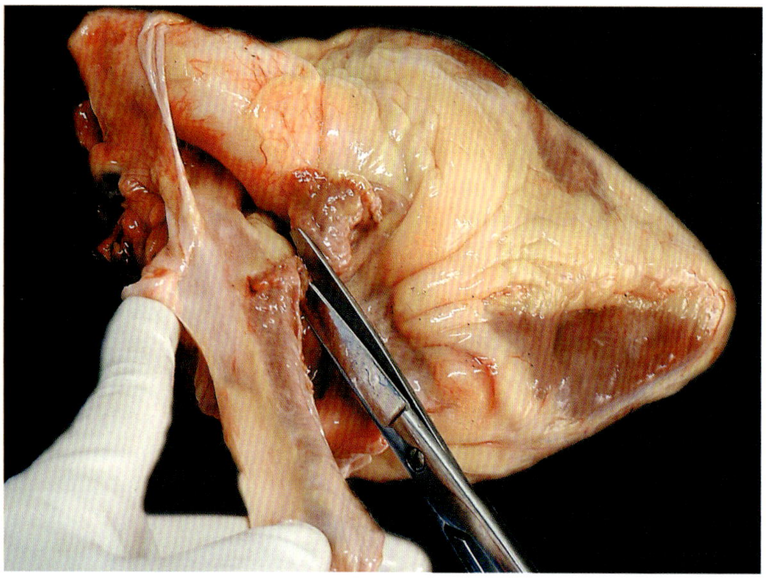

图2-11　SAN解剖法（第四步）
继续向前，剪至右心耳嵴

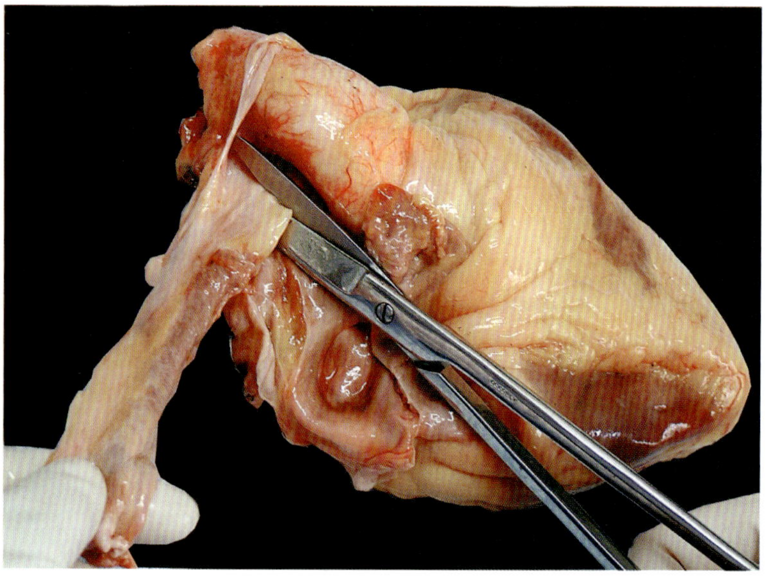

图2-12　SAN解剖法（第五步）
从右心耳嵴背后向前剪至尽头（近主动脉弓处）贴着心房壁剪断

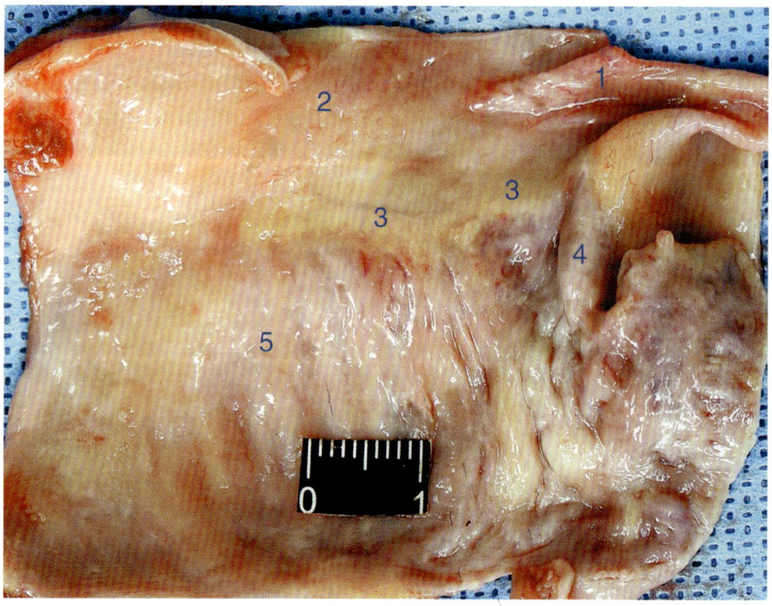

图2-13　剪下的SAN取材块（心外膜面观）
取得的组织块包括：1. 上腔静脉　2. 腔静脉窦　3. 界沟　4. 右心耳嵴　5. 右心房

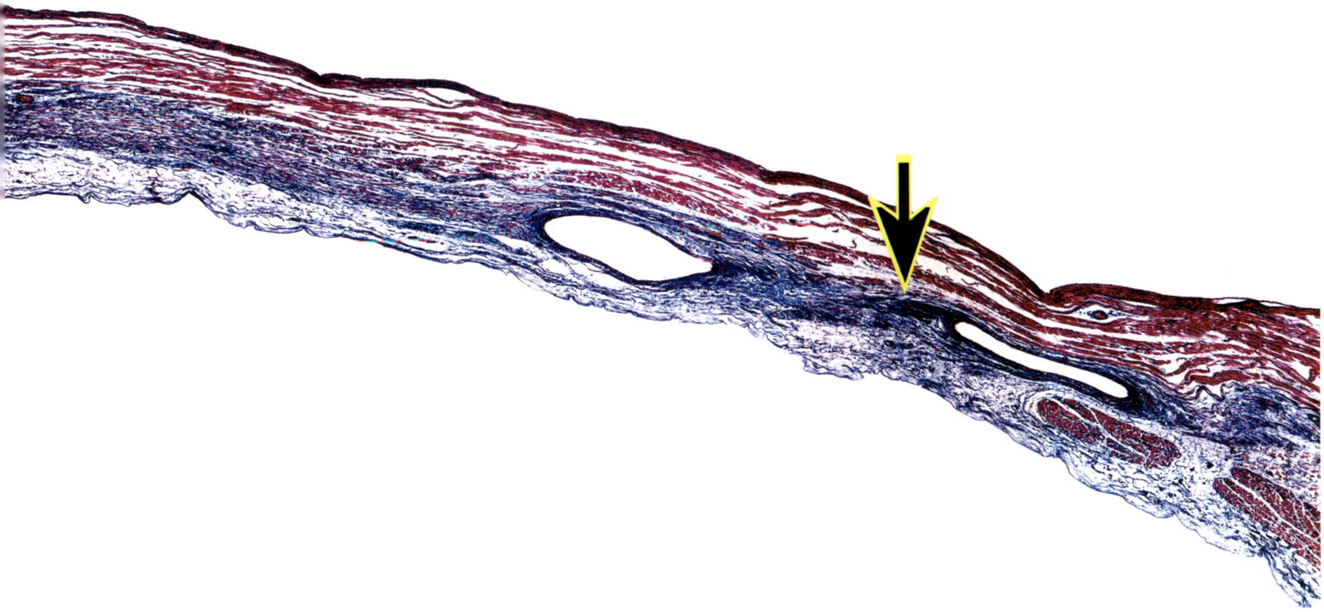

横切法）
图示呈间断性分布（Masson三色×13）

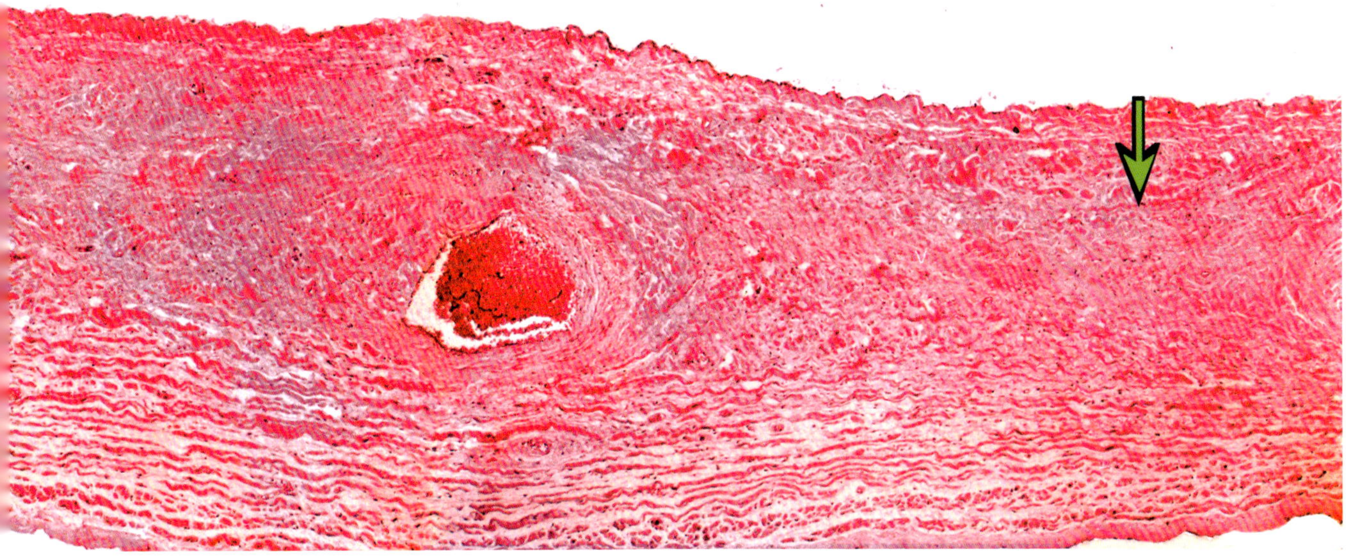

横切法）
部宽度仅略有差异（HE×13）

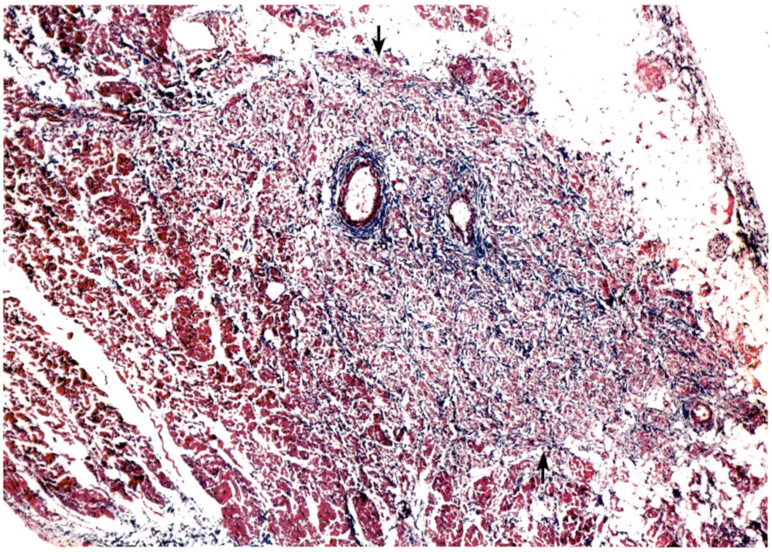

图3-5　SAN体部（纵切法）

SAN（↑）由小而密集的结细胞（红色）与丰富胶原（蓝色）构成，位于心外膜下，与下方心房肌相交错，结内有一偏心的中央动脉（Masson三色×13）

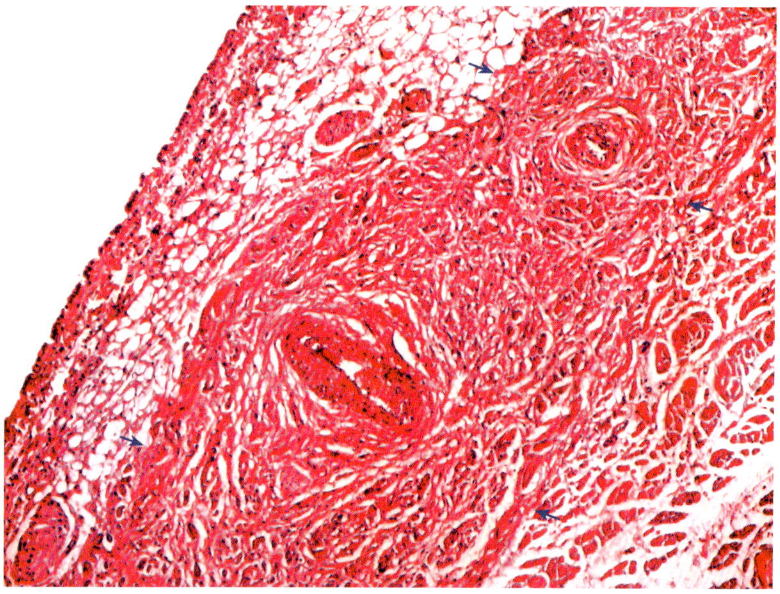

图3-6　SAN体部（纵切法）

中心含中央动脉、较致密组织为SAN（↑）（HE×20）

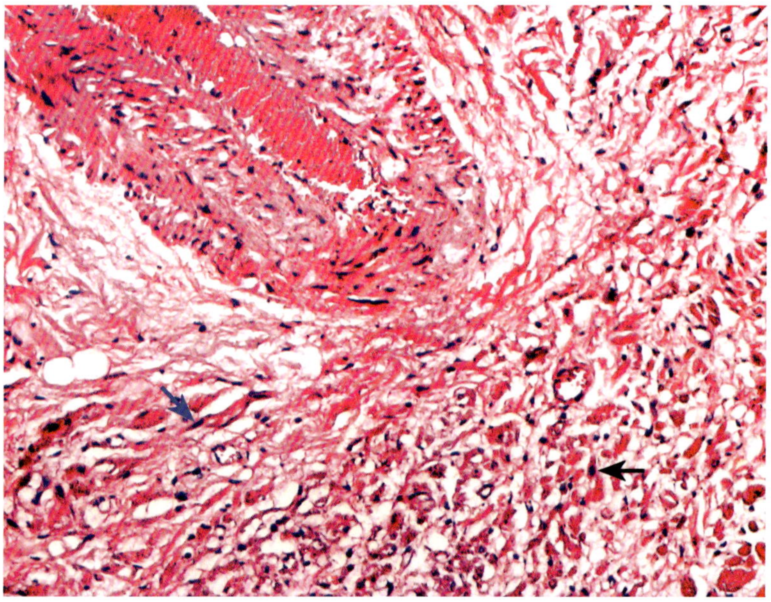

图3-7　SAN体部（纵切法）

中央动脉周围有结细胞，横切呈圆形，斜切呈长梭形（↑）或梭形（↑）（HE×50）

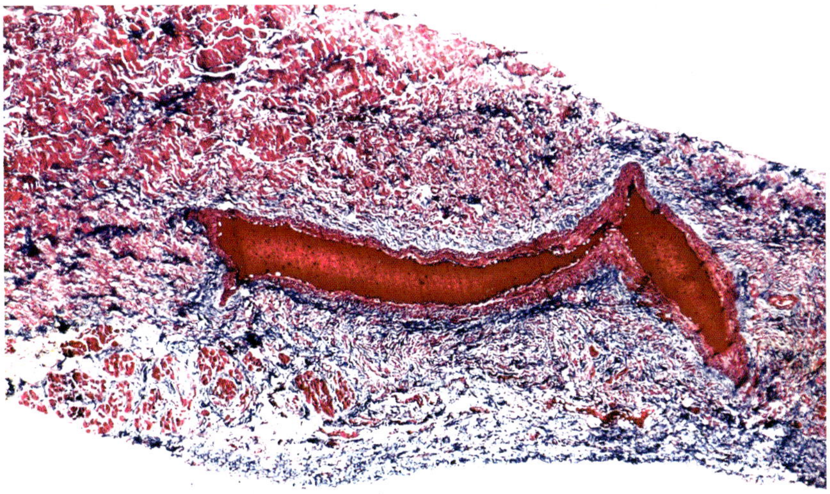

图3-8　SAN结构（幼儿）

粗大略弯曲的中央动脉纵贯SAN（Masson三色×10）

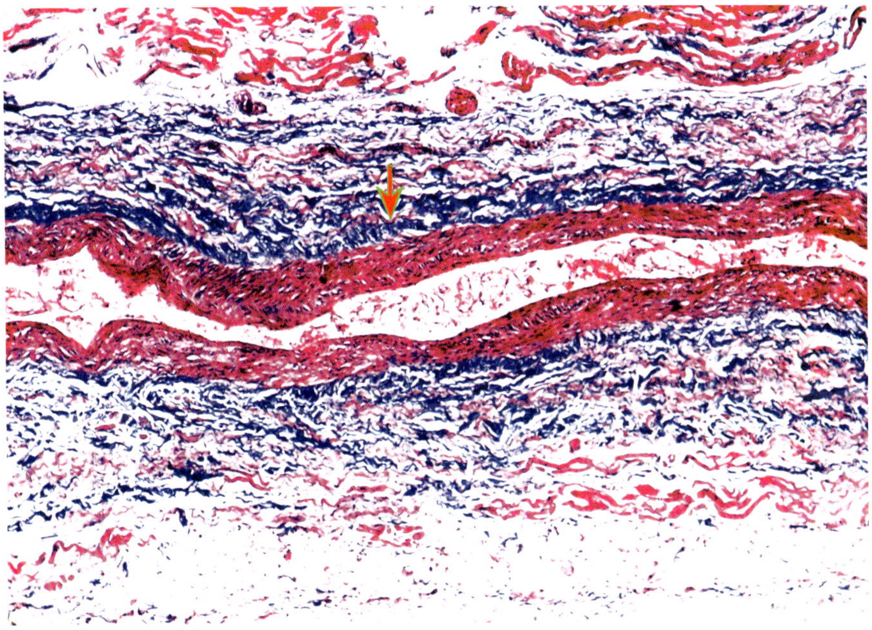

图3-9　SAN结构（成人）

SAN结细胞（↑）在中央动脉周围平行排列（Masson三色×20）

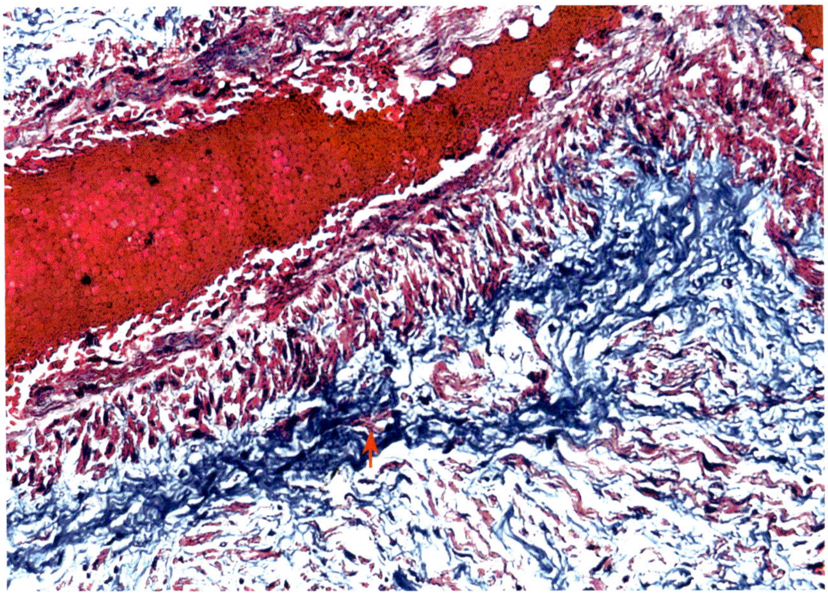

图3-10　SAN中央动脉结构

SAN的结细胞（↑）插入、穿行于动脉壁的外膜内（Masson三色×80）

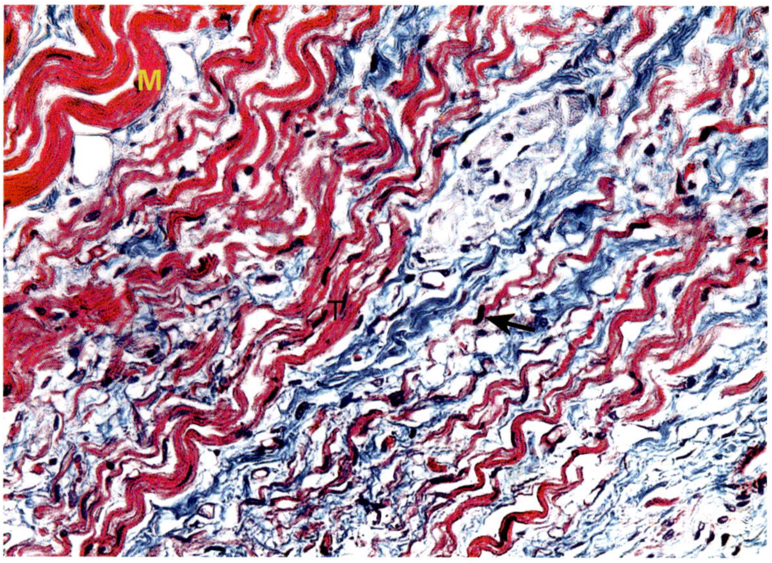

图3-11　SAN的结细胞

P细胞（↑）、T细胞（T）均细而长，T细胞较P细胞粗，有分叉，常与P细胞相连，M细胞（心房肌细胞）粗大，不与P细胞相连（Masson三色×20）

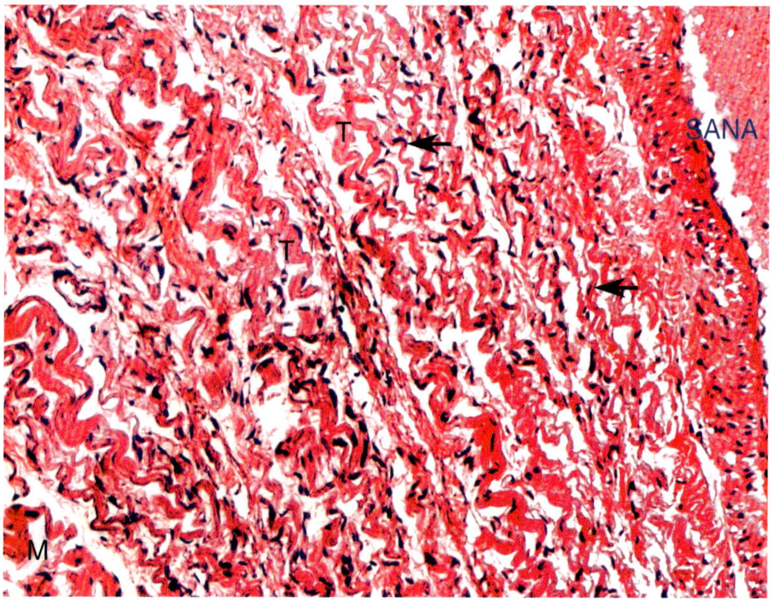

图3-12　SAN的结细胞分布

P细胞（↑）位于SAN中央部，M细胞位于周边部，两者间为T细胞，3种细胞均呈波浪状走行（HE×13）

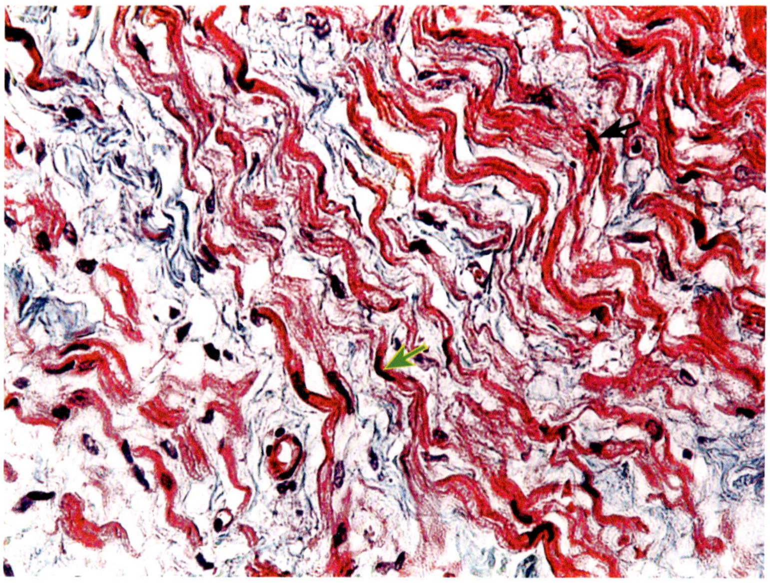

图3-13　SAN结细胞波浪状排列

P细胞（↑）与P细胞或T细胞（↑）相连接呈大小波浪状排列（Masson三色×50）

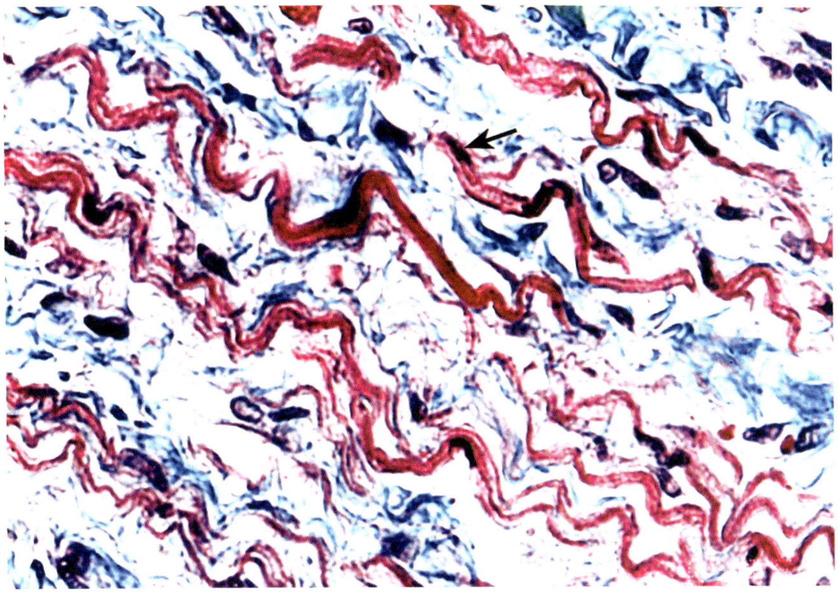

图3-14　SAN的P细胞

P细胞呈细长纤维状，杆状核位于中央，核两端胞浆淡染，肌原纤维稀少，见横纹，有两个P细胞相连，酷似多个核细胞（↑）（Masson三色×80）

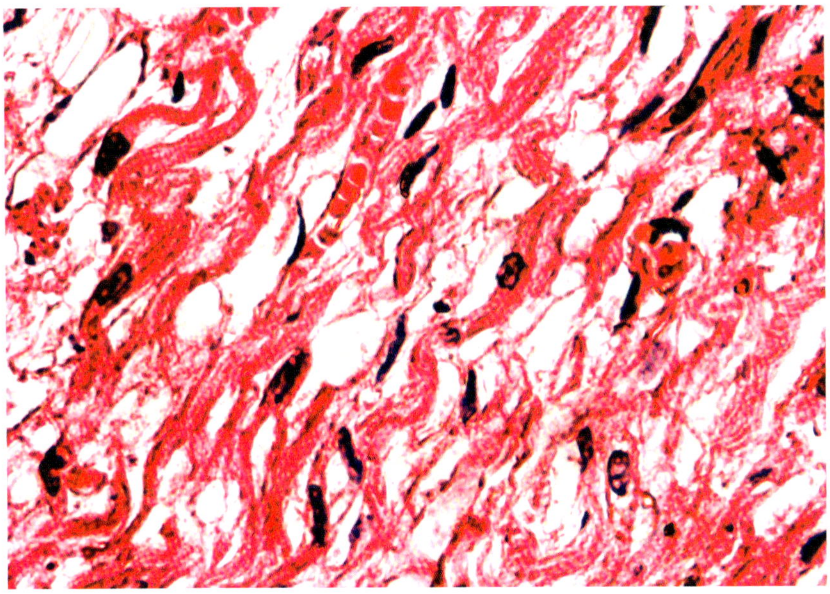

图3-15　SAN的P细胞

P细胞核呈杆状，核染色质致密，核横径几乎与细胞横径一致，胞浆肌原纤维很少，见着淡红色横纹（HE×100）

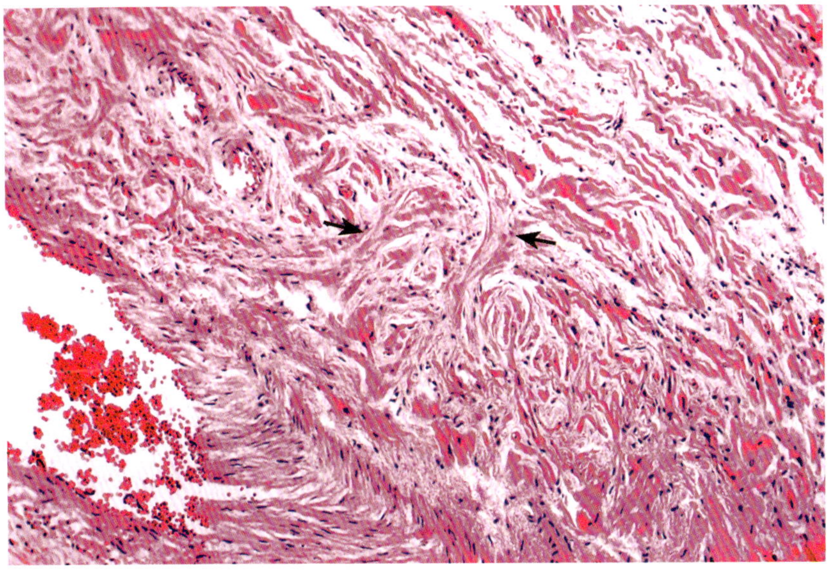

图3-16　SAN的P细胞

中央动脉外膜带的P细胞（↑）与周围带的结细胞相连接（HE×20）

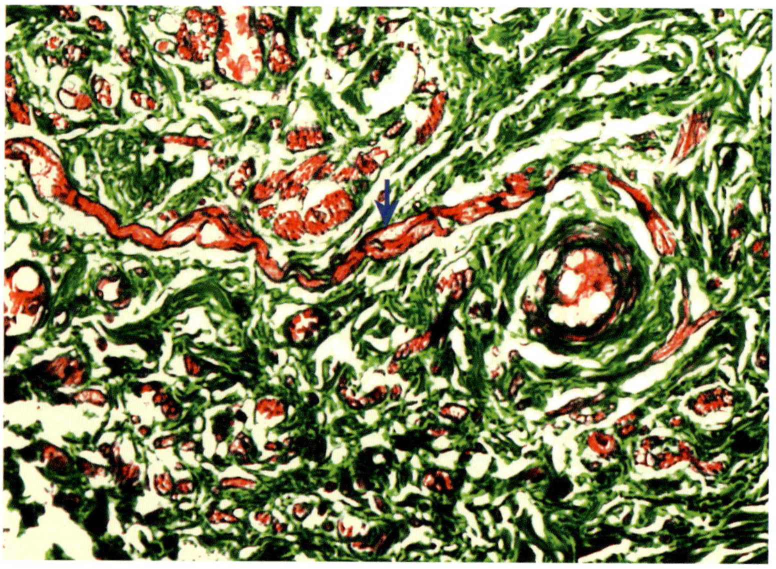

图3-17　SAN的P细胞排列

P细胞连接呈合胞体状（↑）围绕小动脉走行（Betty三色×50）

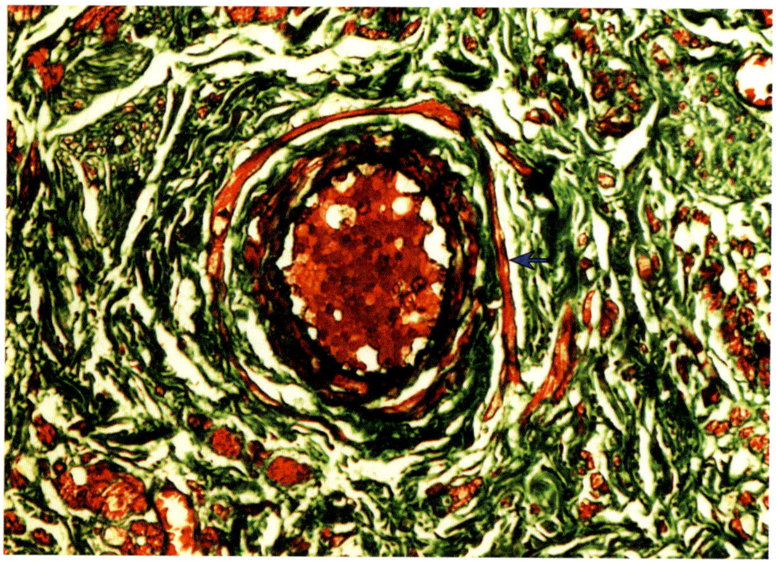

图3-18　SAN的P细胞排列

合胞体状的P细胞（↑）环抱小动脉（Betty三色×100）

图3-19　SAN的T细胞（成人）

T细胞胞体较大，分叉，横纹较清晰（↑）（HE×66）

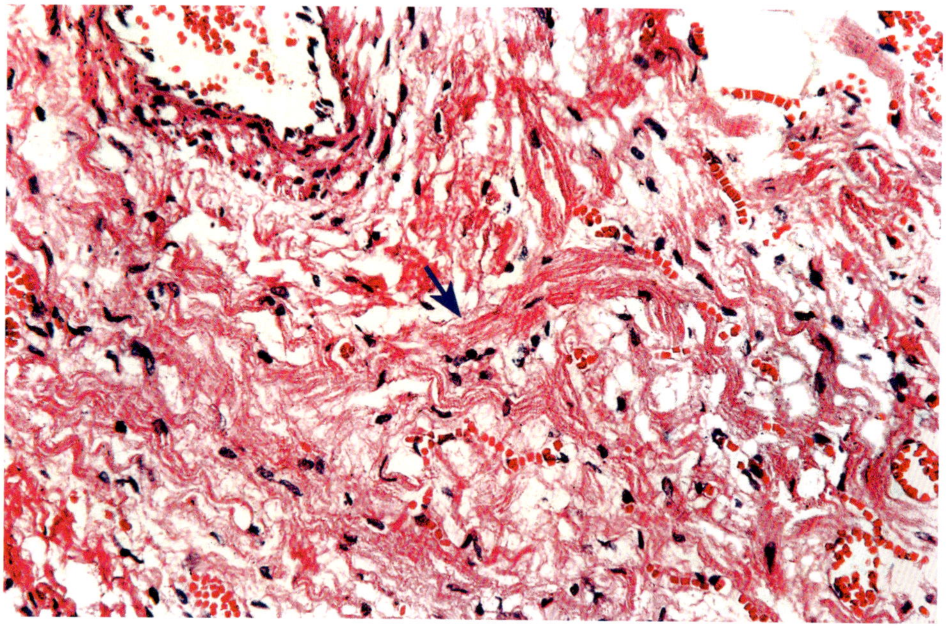

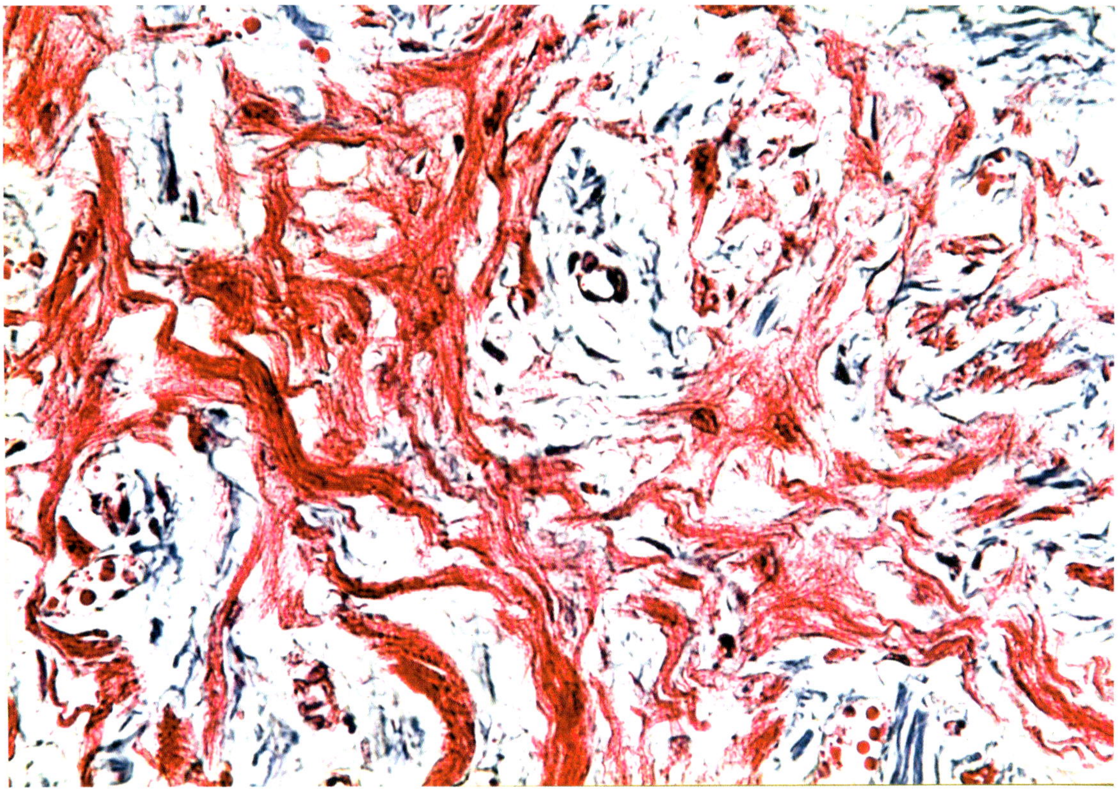

图3-20　SAN的T细胞（成人）

部分T细胞呈蜘蛛样，分叉，胞质内肌原纤维呈交织状（Masson三色×100）

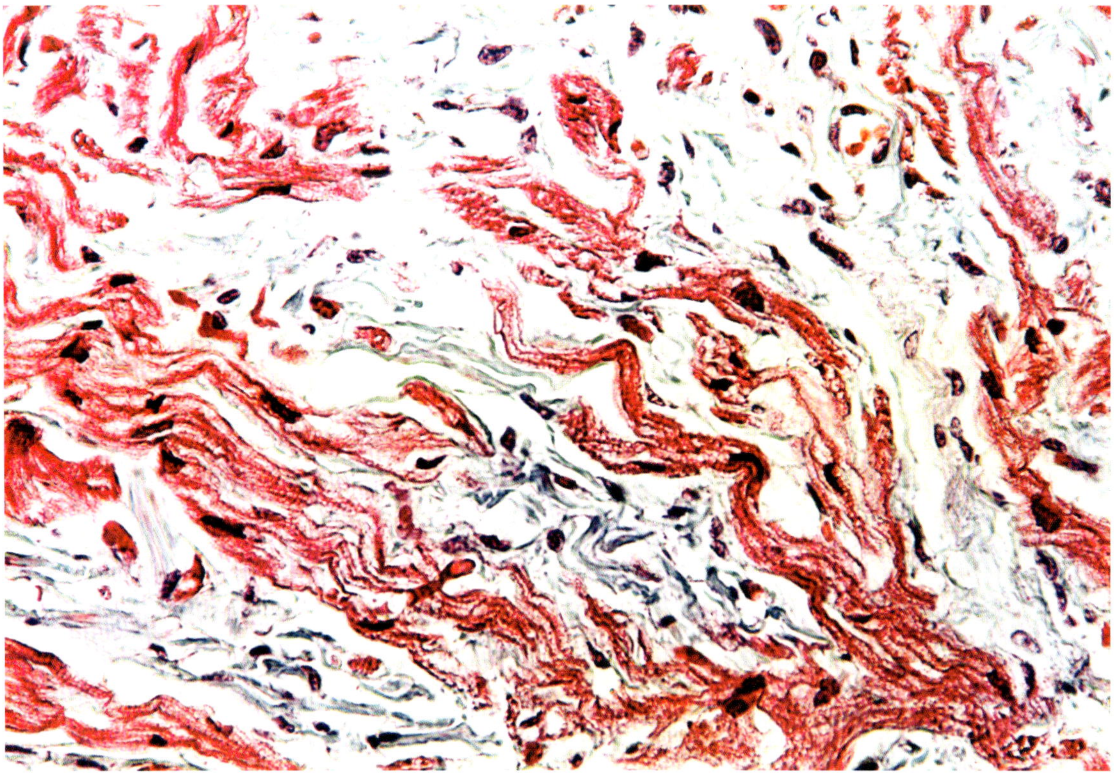

图3-21　SAN的T细胞（成人）

T细胞分支与P细胞相接呈束状排列，波浪状走行，胞核多呈杆状，中央位或偏心，胞浆丰富，肌原纤维多，横纹清晰（Masson三色×100）

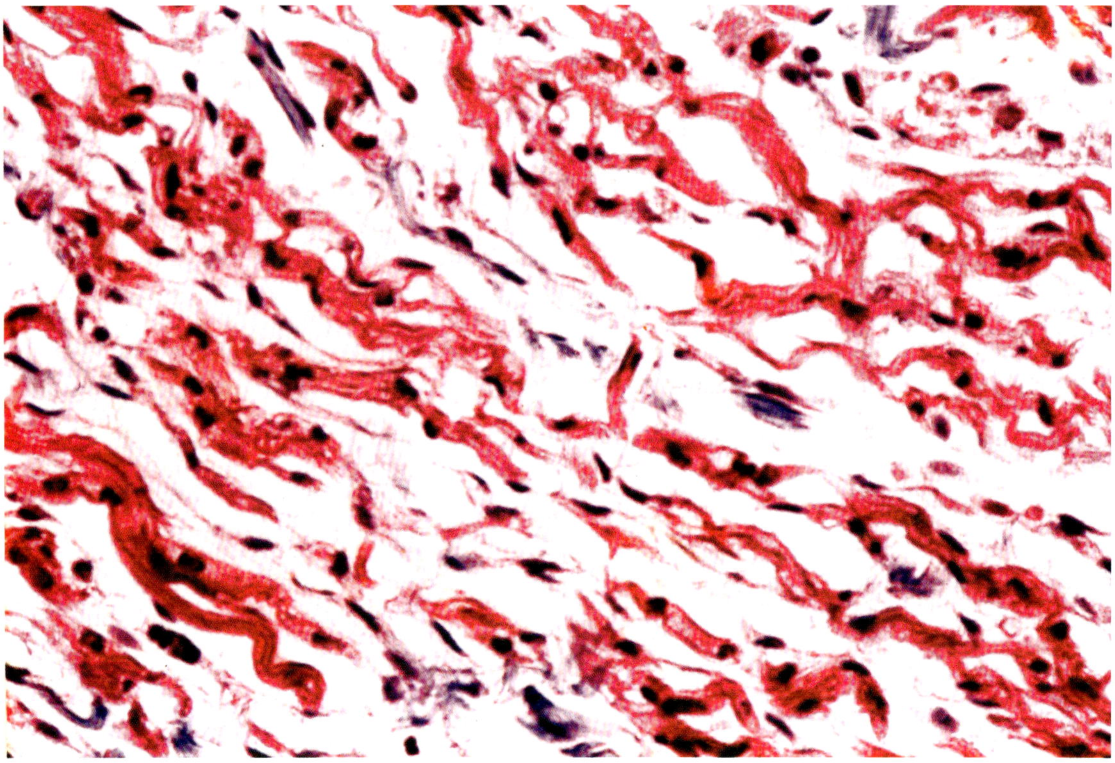

图3-22　SAN的T细胞（幼儿）
SAN中T细胞较成人T细胞小，间质纤维也少（Masson三色×100）

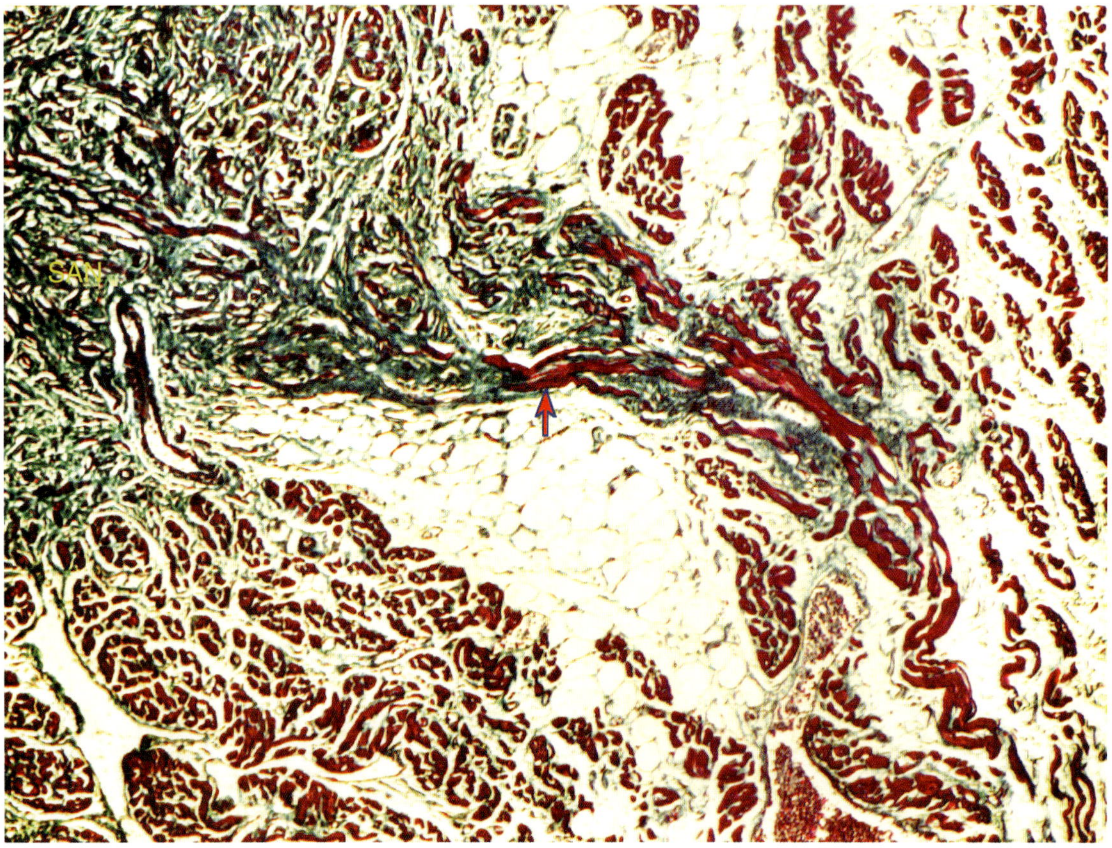

图3-23　SAN的传出结细胞
从结内传出的结细胞束（↑）进入心房肌（Masson三色×10）

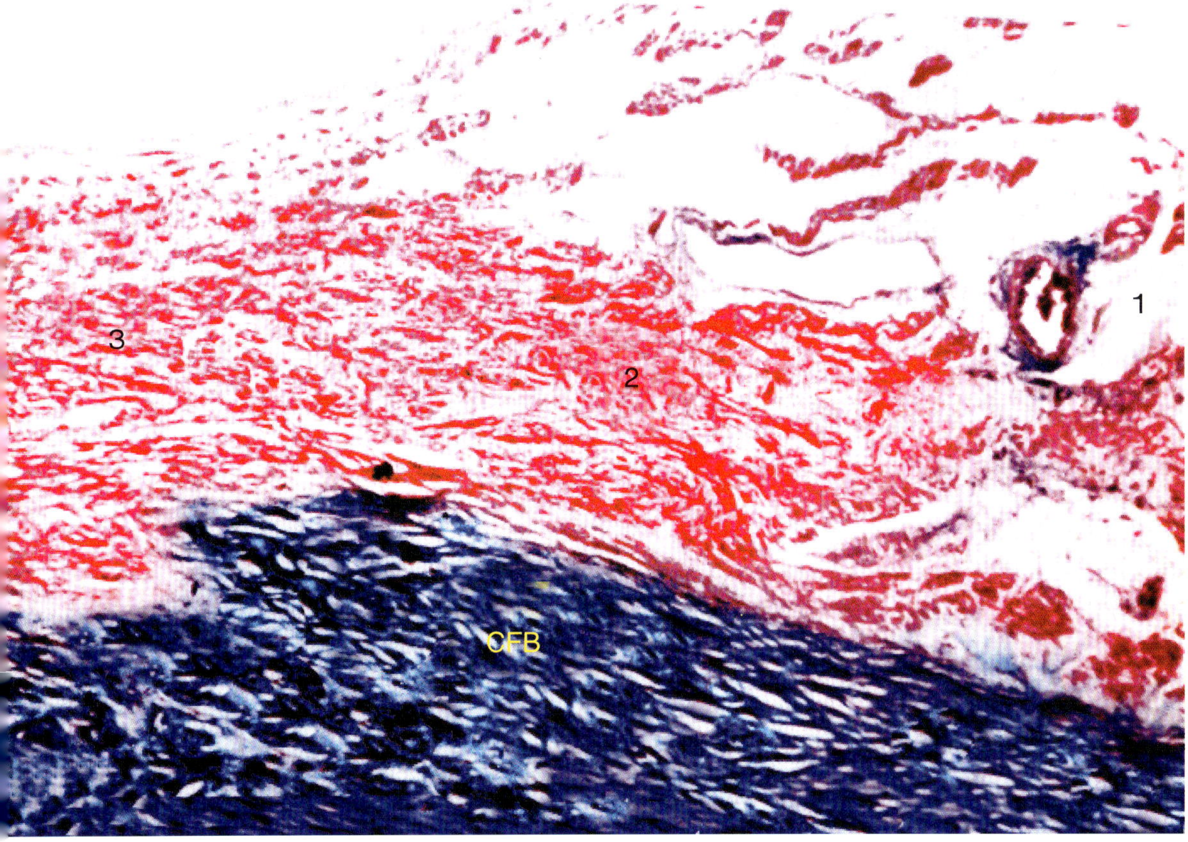

横切面）
AVN结前心房区　2. AVN头部　3. AVN体部　4. AVN尾部（Masson三色×10）

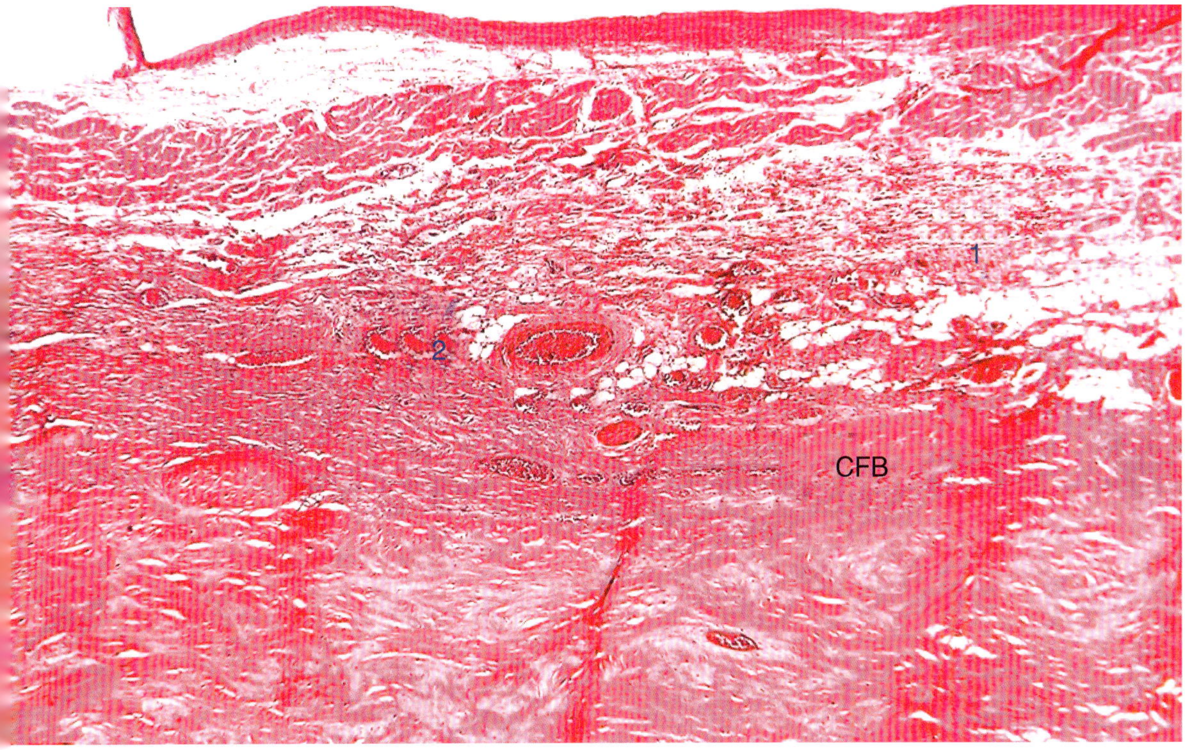

横切面）
AVN体部　4. AVN尾部、HB移行部（HE×10）

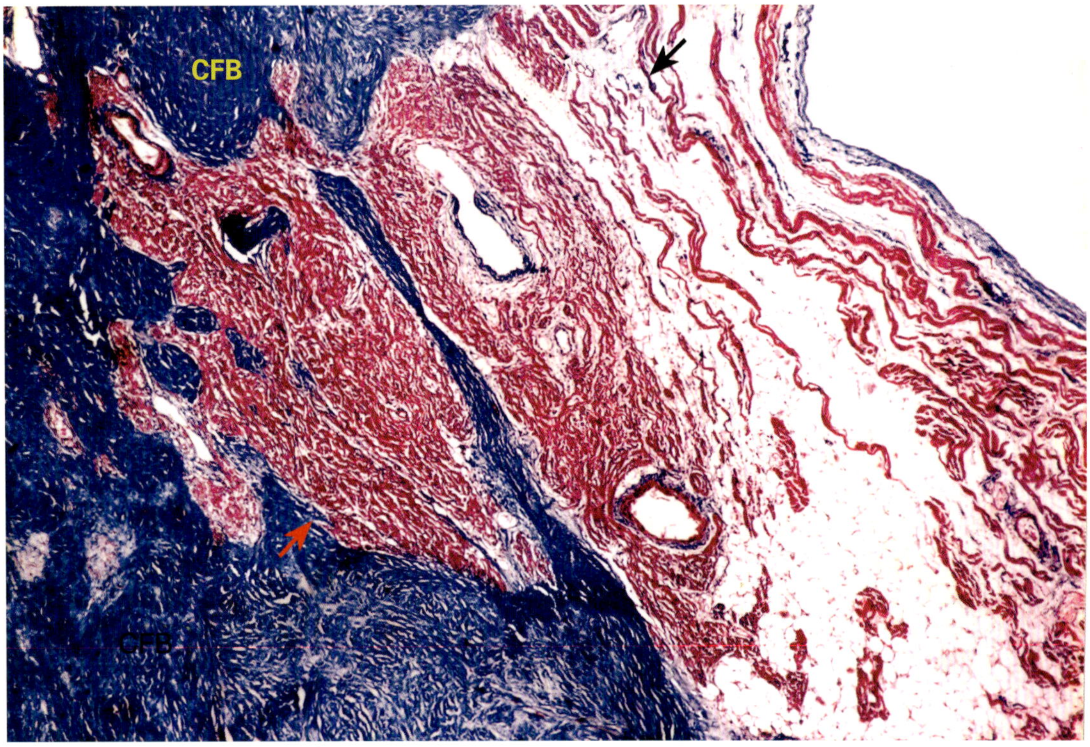

图3-32　AVN（纵切）

心内膜下AVN（↑）断面，可见结动脉穿行，部分组织（↑）伸入周围CFB内（Masson三色×10）

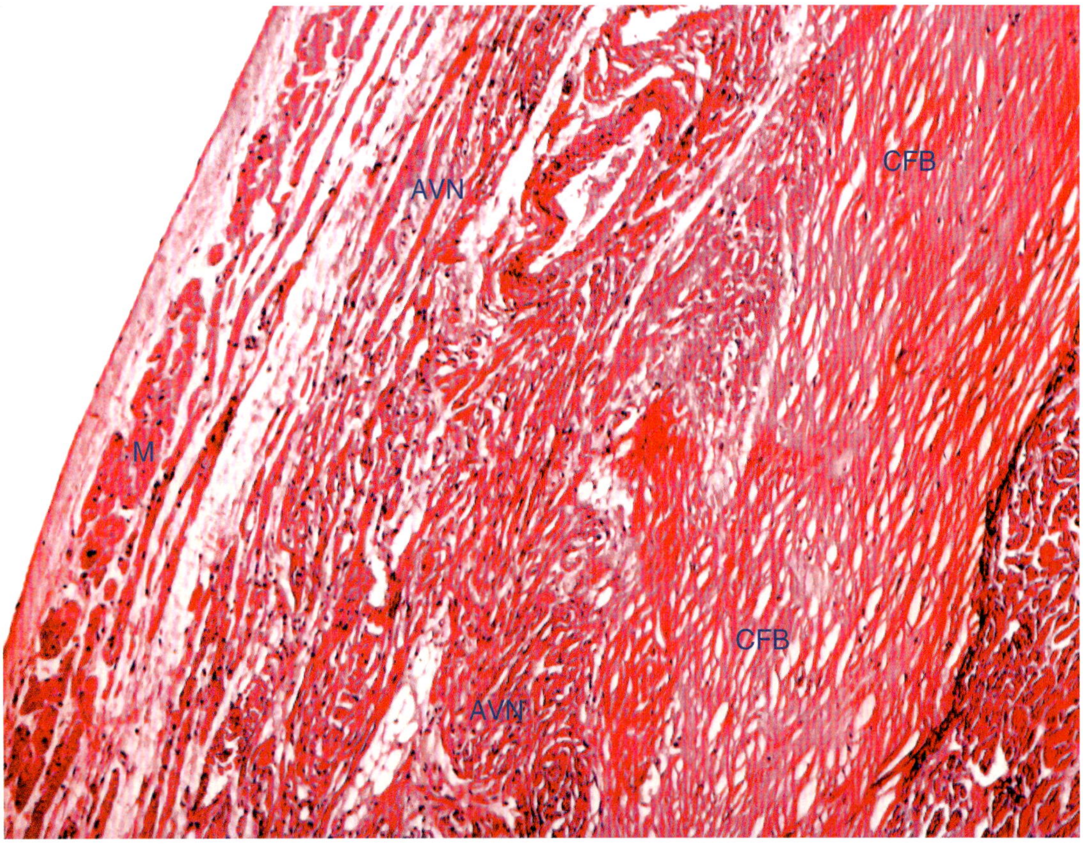

图3-33　AVN结构（纵切）

AVN位于心房肌（M）与CFB之间，其间可见较大动脉穿行，结细胞走行纵、横交错，分支连接呈网状（HE×13）

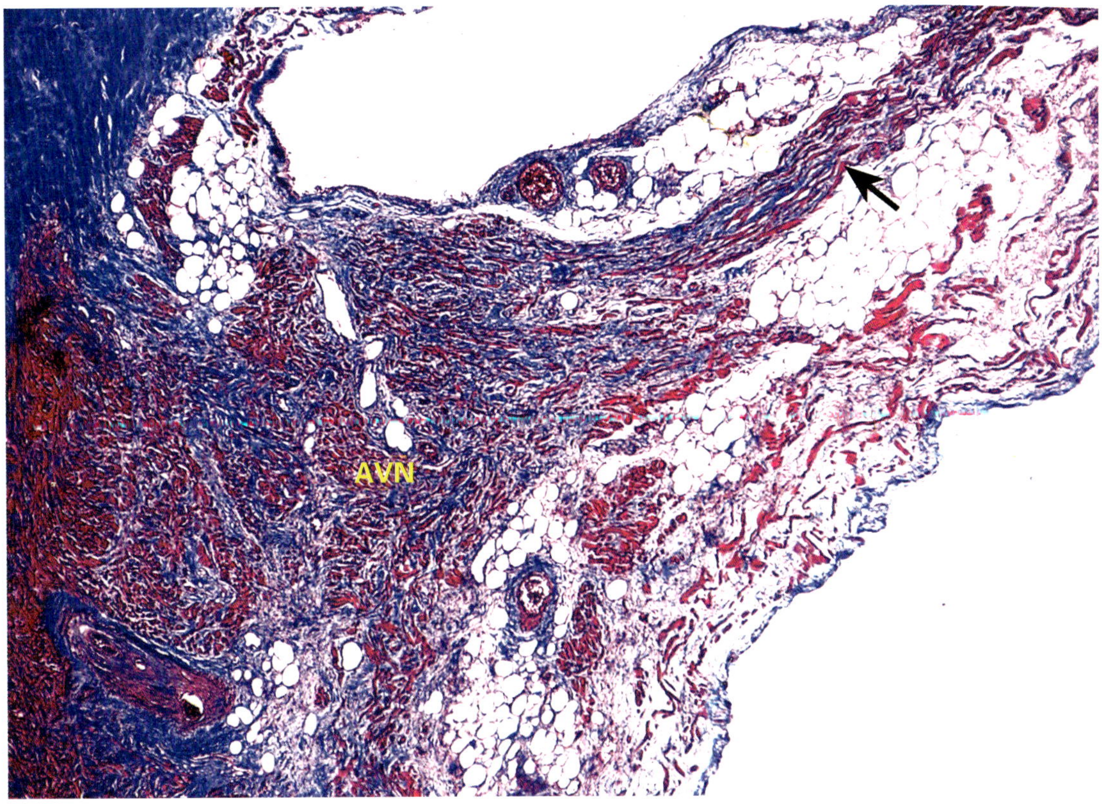

图3-34 AVN结前心房区（横切）

INT终末传导肌束（↑）从AVN头侧进入AVN内（Masson三色×10）

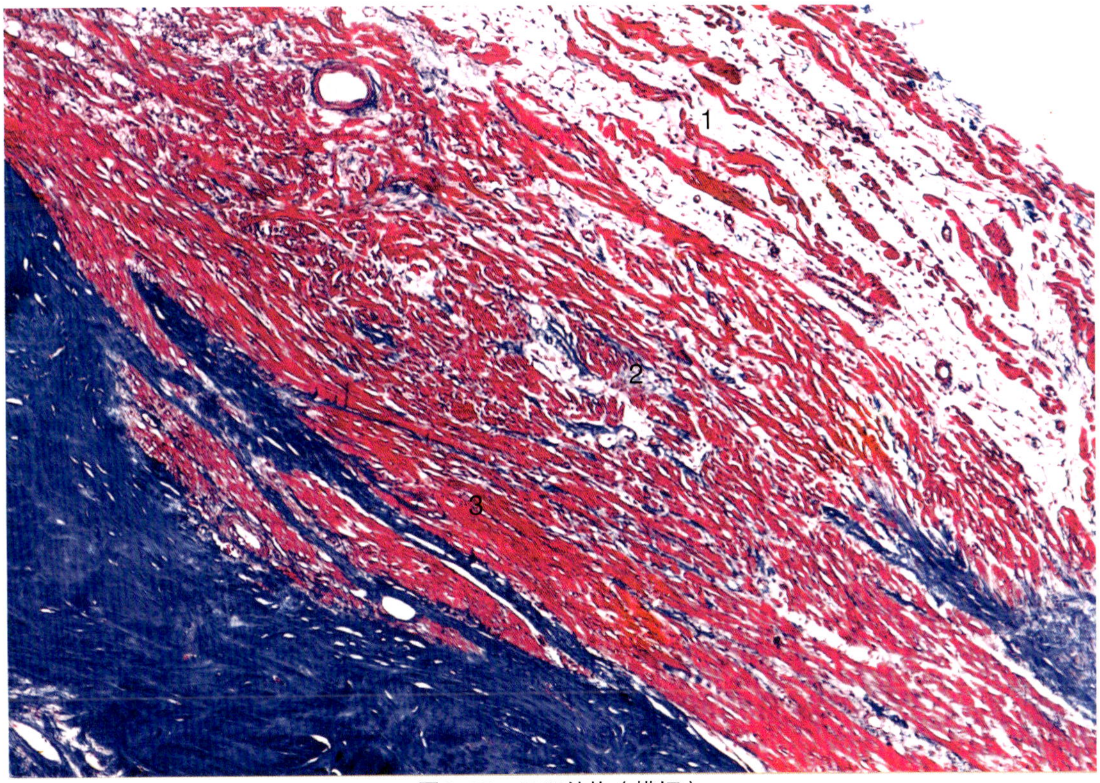

图3-35 AVN结构（横切）

AVN自心内膜向中心纤维体侧依次分为：1. 过渡带（疏松组织） 2. 外侧带 3. 内侧带（Masson三色×13）

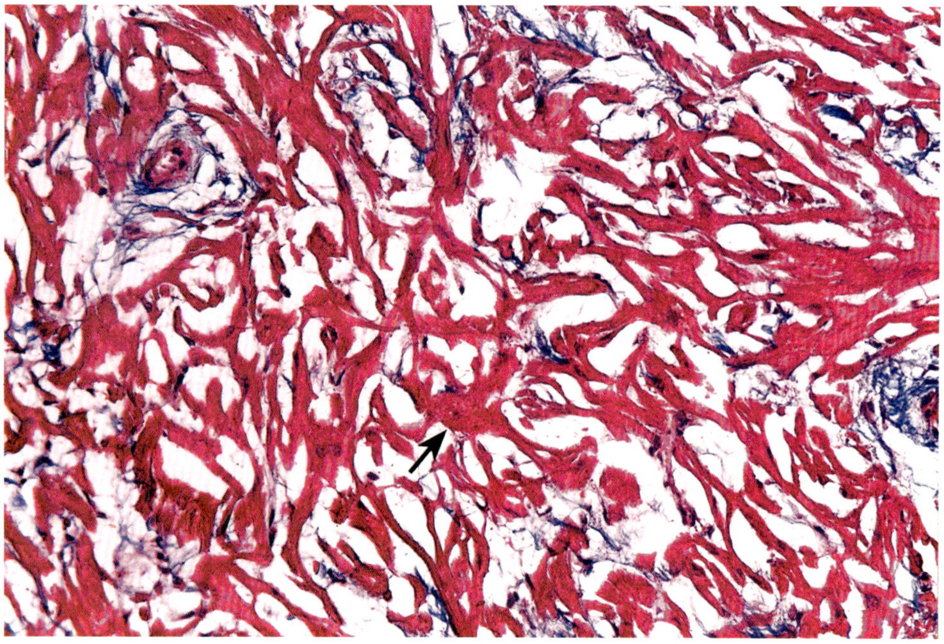

图3-36　AVN结细胞（外侧带）

AVN外侧带T细胞分支相连呈网状分布（↑）（Masson三色×50）

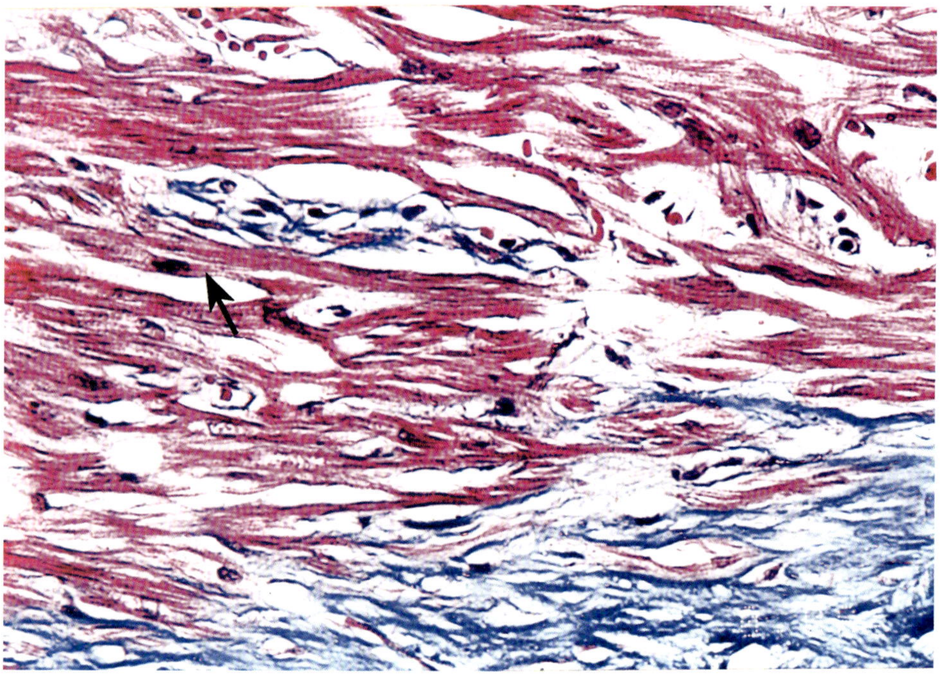

图3-37　AVN结细胞（内侧带）

AVN内侧带T细胞外可见P细胞（↑）（Masson三色×100）

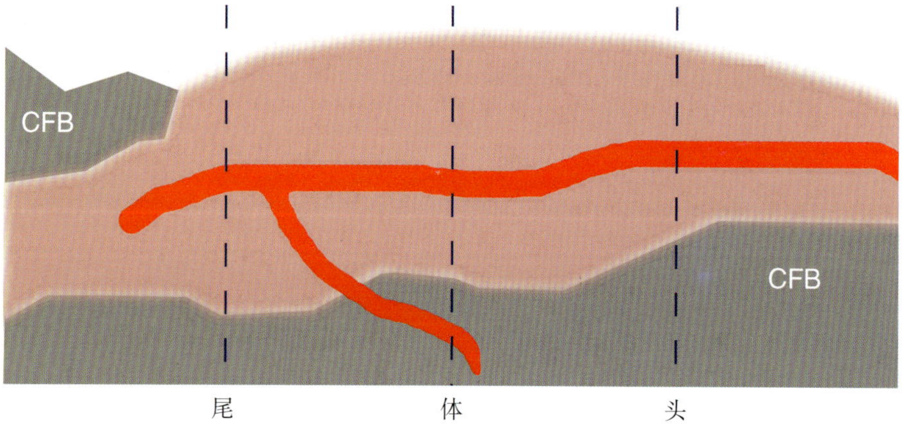

图3-38　AVN 动脉走行模式

AVN 动脉在结内走行

4. 左、右束支

LBB起始段的细胞形态与HB相同，LBB末段及其终末纤维是Purkinje细胞，位于左心室心内膜下，肌纤维粗大、淡染，闰盘易见，核周围有空晕。RBB与普通心肌不能区别。

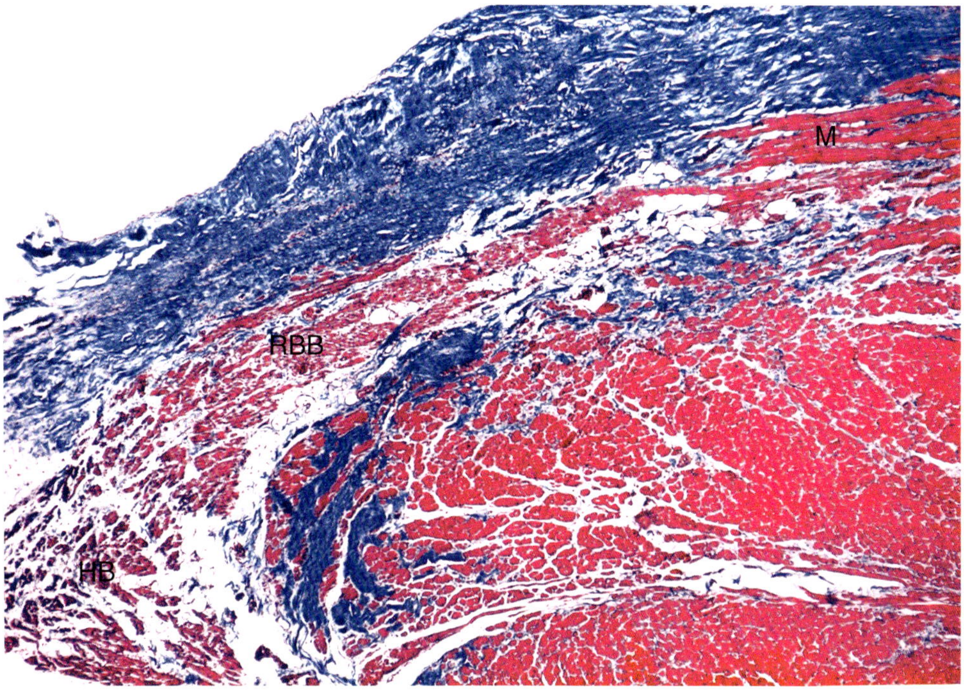

图3-56　RBB

RBB从HB分叉部分出后进入室间隔，难以与普通心肌区分（Masson三色×10）

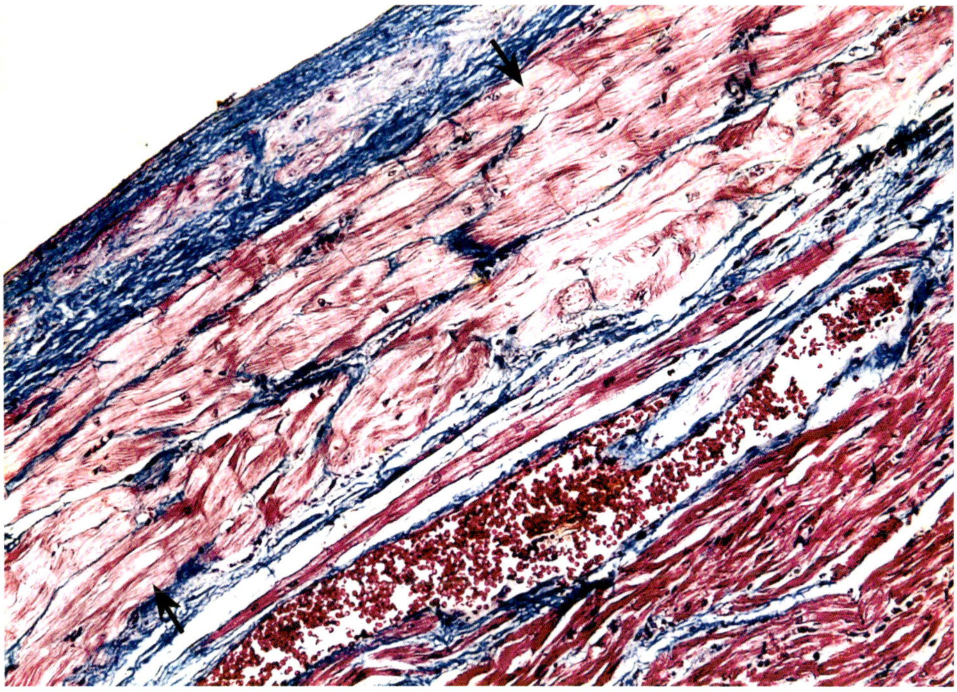

图3-57　LBB

在心内膜下形成Purkinje细胞束（↑），它比左室心肌细胞粗且淡染，核周围有空晕，闰盘清楚可见（Masson三色×50）

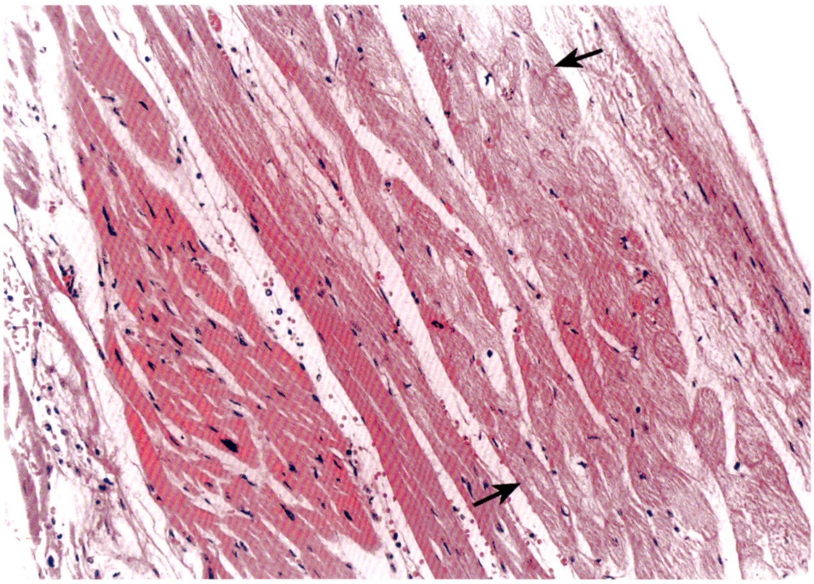

图3-58　LBB

Purkinje细胞束（↑）位于心内膜下，它比心室肌细胞粗、淡染（HE×33）

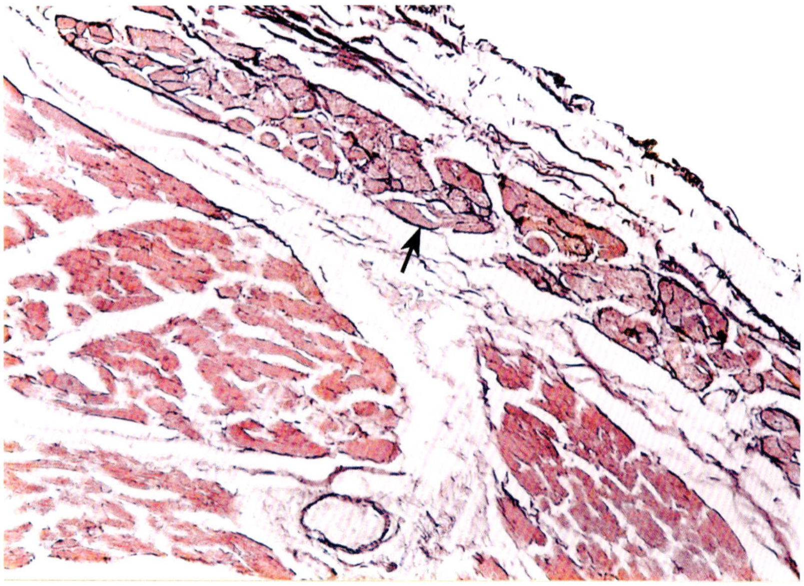

图3-59　LBB弹力纤维

黑色的弹力纤维（↑）围绕LBB束细胞呈网状排列（Verhoeff×80）

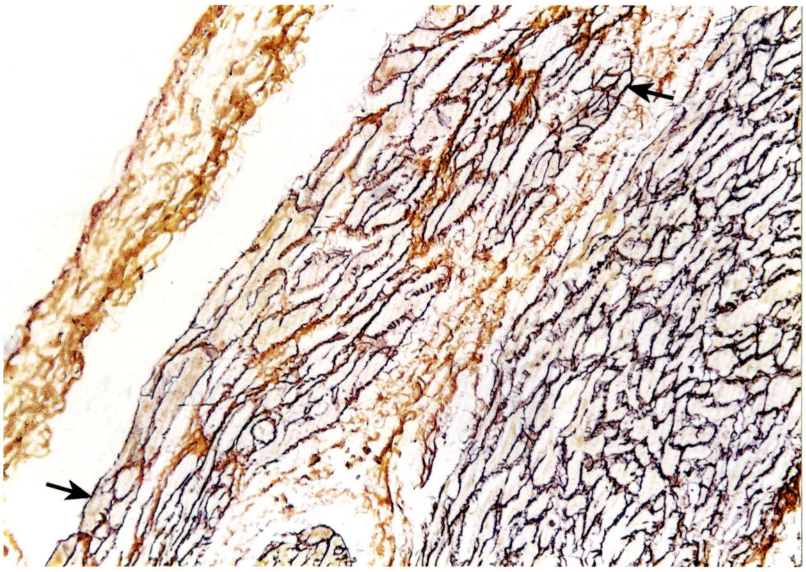

图3-60　LBB网状纤维

黑色网状纤维围绕LBB束细胞，呈网状排列（↑）（Gomori×80）

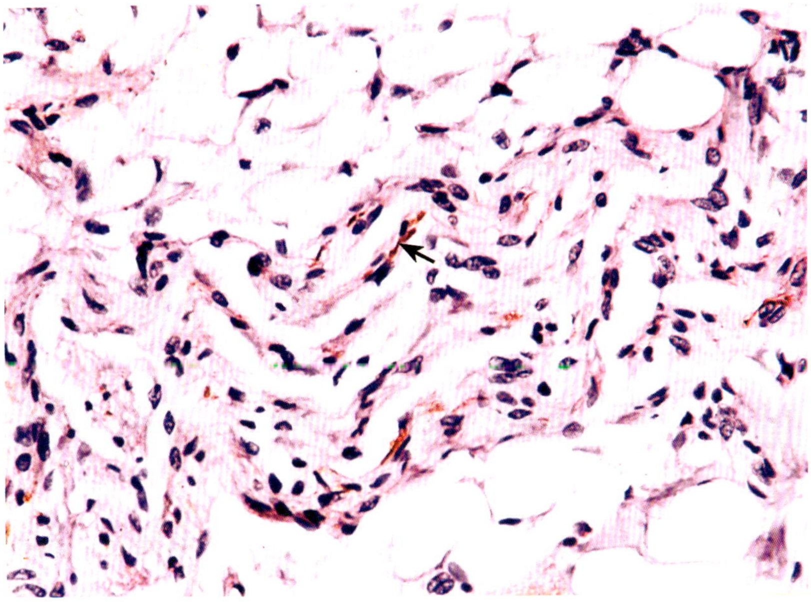

图3-78　SOM在SAN周围神经束的分布

SAN周围脂肪组织内的神经束有少量SOM阳性纤维（↑）（SOM×40）

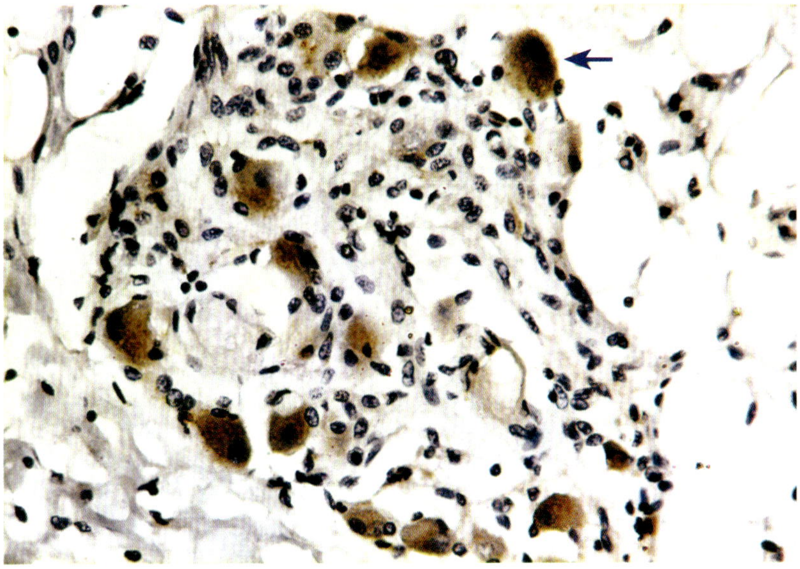

图3-79　SOM在SAN外神经节的分布

神经节内多个节细胞有SOM阳性物（↑）（SOM×100）

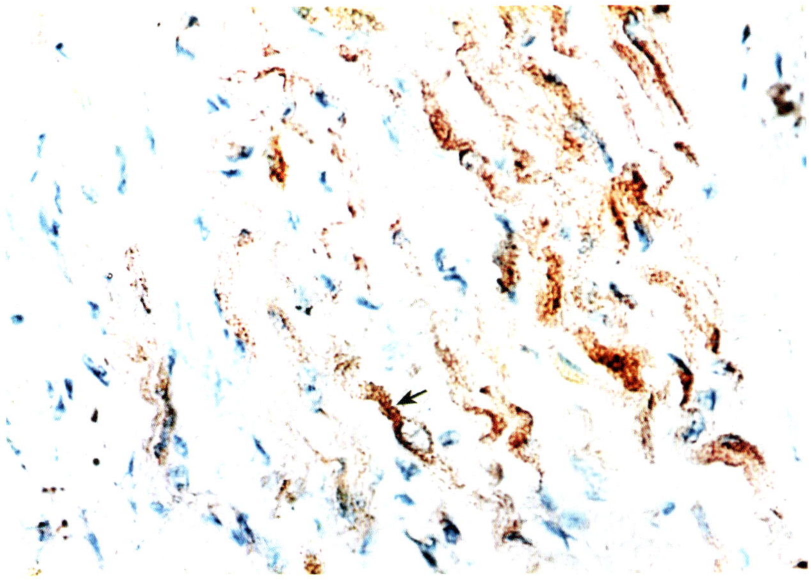

图3-80　SAN结细胞内心钠素

心钠素颗粒棕褐色，弥漫分布于SAN结细胞的胞浆内（↑）（ANP×100）

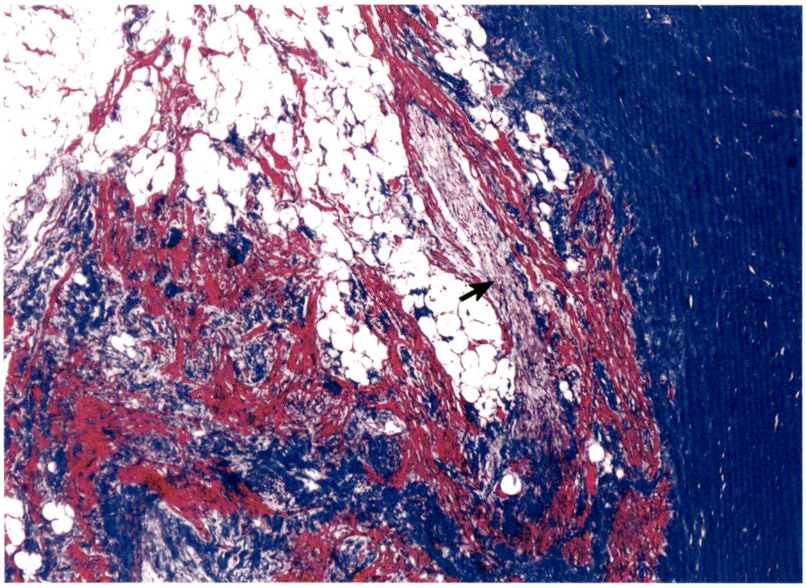

图3-81　AVN内神经束

一束神经（↑）于AVN结前心房区进入AVN内侧区（Masson三色×13）

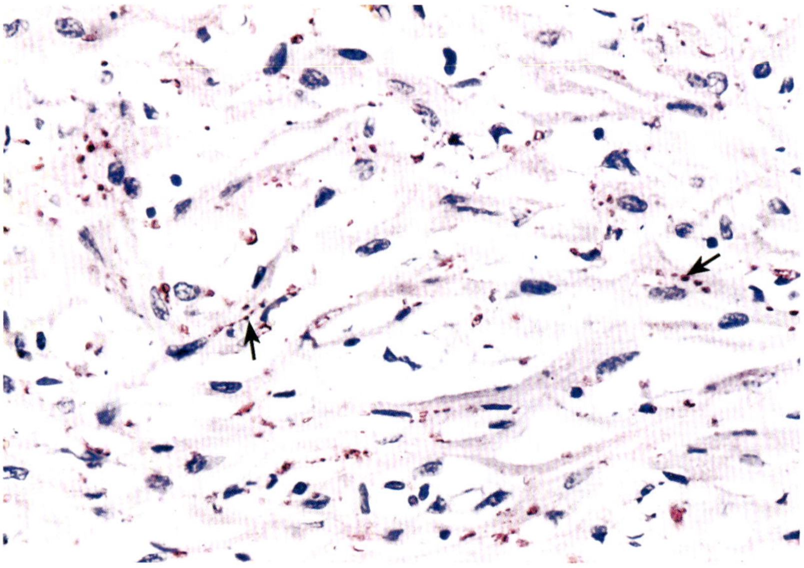

图3-82　Syn在AVN的分布

结细胞外棕褐色Syn阳性物呈点线状（↑）（Syn×130）

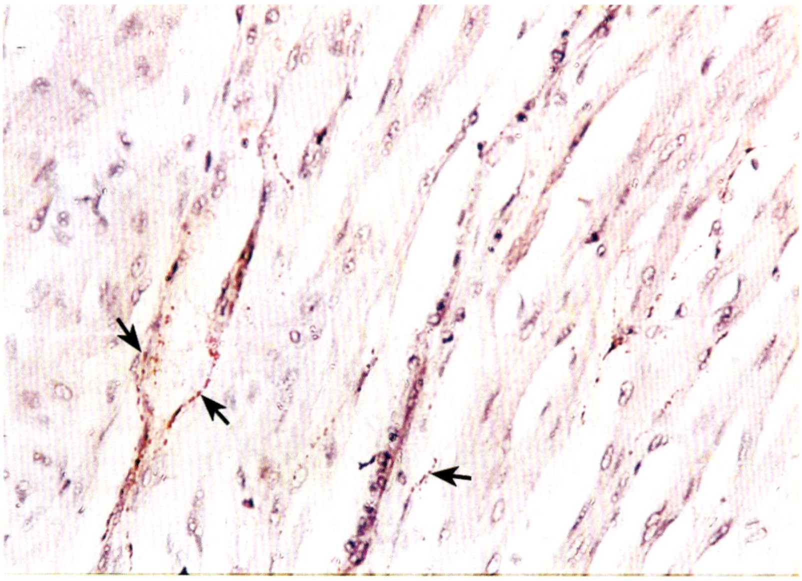

图3-83　SP在AVN的分布

AVN内可见多条串珠状SP阳性纤维（↑）（SP×130）

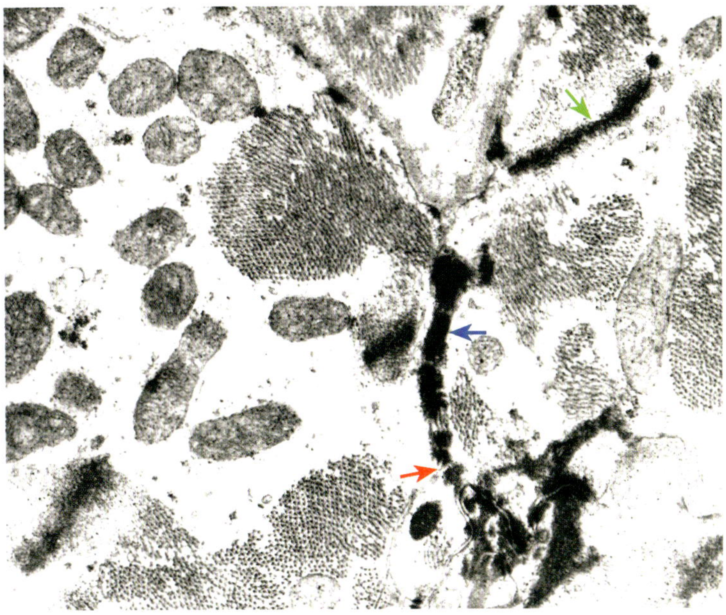

图4–6　SAN中的P细胞连接

两个P细胞间有类闰盘样结构，呈桥粒（↑）、带样致密物质（↑）或缝隙（↑）连接（×10 200）

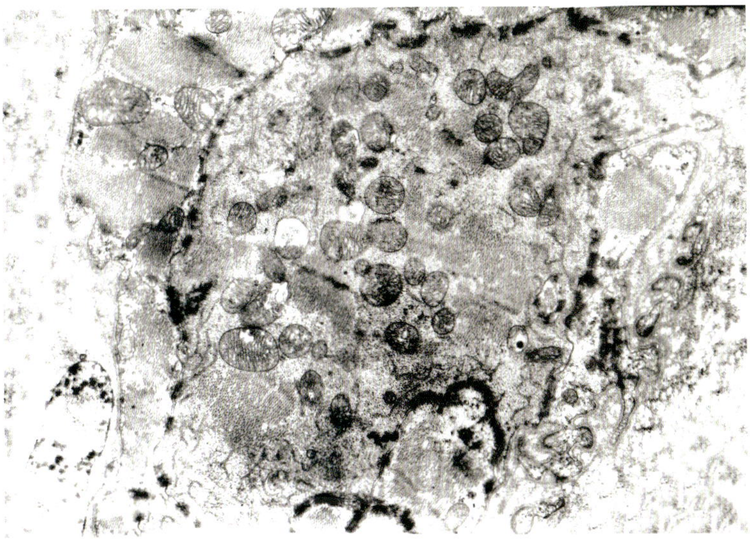

图4–7　SAN中的P细胞簇

体部多个P细胞以桥粒、缝隙连接，紧密相连似环抱状（×5 300）

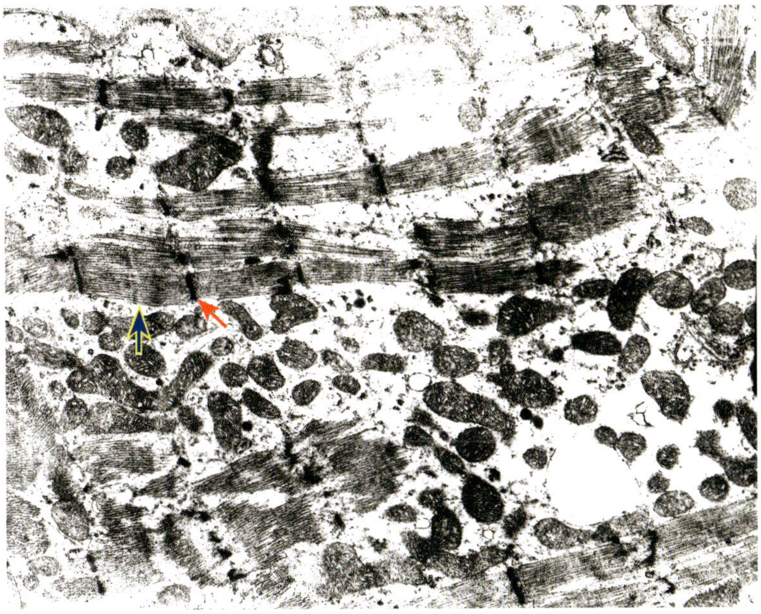

图4–8　SAN中的移行细胞

移行细胞肌膜有规则性凹陷，肌原纤维较多，肌节完整（↑表示Z线，↑表示M线），肌原纤维间线粒体丰富（×10 200）

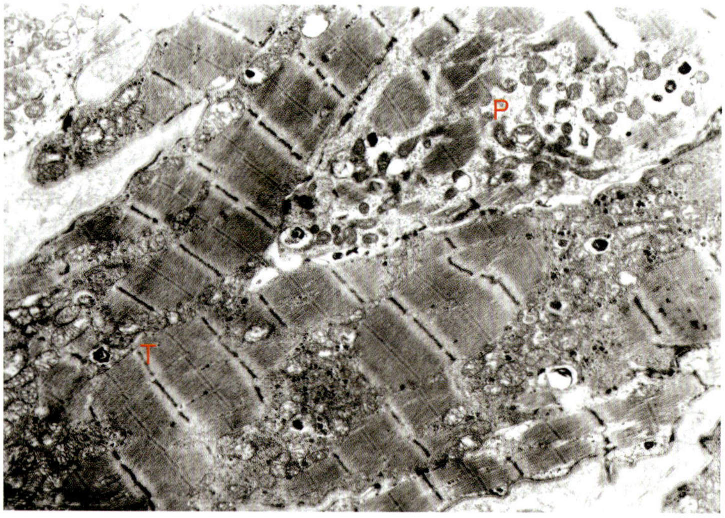

图4-9　SAN中的移行细胞

纵切的T细胞呈长带状、分叉。线粒体大且多，堆集或单个位于肌丝纤维之间，肌丝纤维沿细胞长轴纵贯分布，肌节完整，其分叉部环抱着P细胞（×4 000）

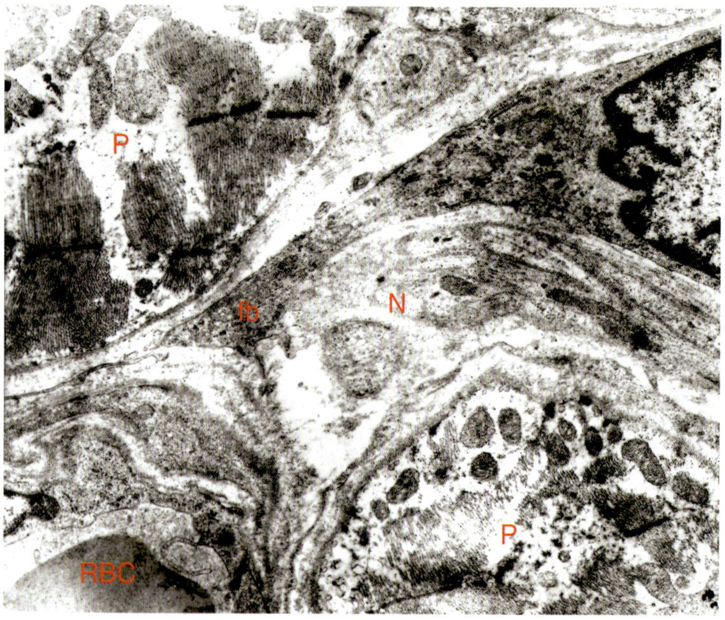

图4-10　SAN中的纤维细胞

毛细血管（RBC表示红细胞）和无髓神经纤维（N）走行于结细胞（P）之间，成纤维细胞（fb）板状突起穿插三者间，紧密相连（×10 200）

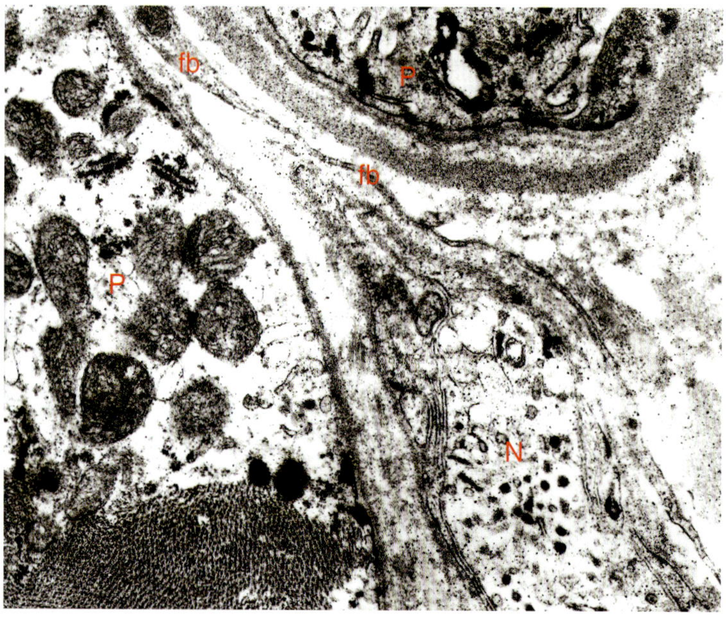

图4-11　SAN中的神经轴突与结细胞关系

无髓神经纤维（N）围绕结细胞（P）走行，两者间有成纤维细胞（fb）板状突起相隔（×10 200）

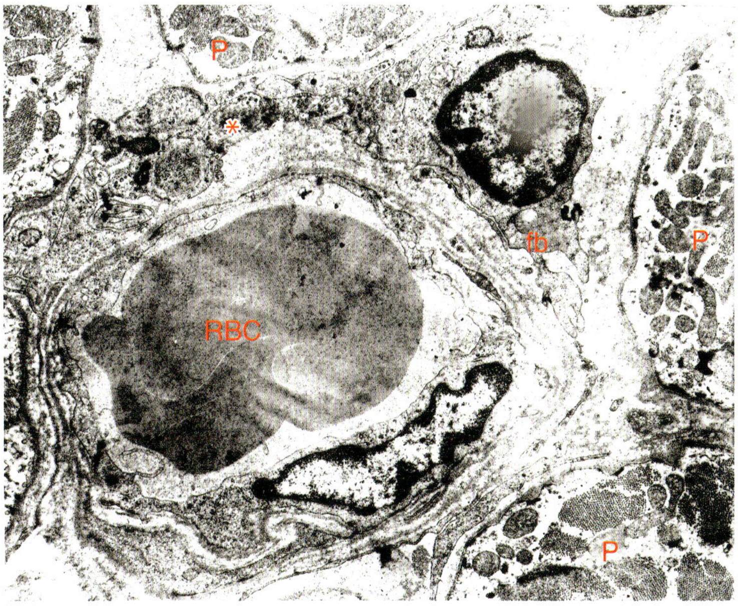

图4-12　SAN中的毛细血管特化构筑

毛细血管（RBC表示红细胞）被一成纤维细胞板状突起（*）不完全包绕，并与P细胞相隔开（×5 200）

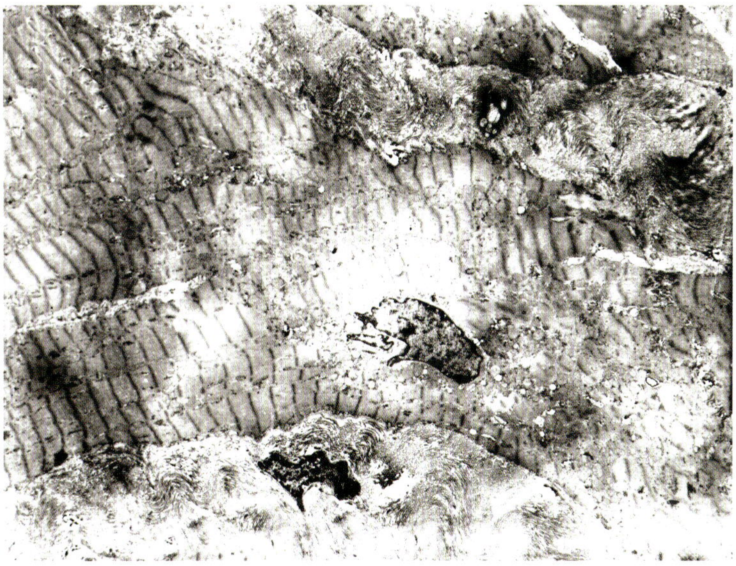

图4-13　AVN中的移行细胞

AVN的移行细胞，呈长形，分叉（×1 650）

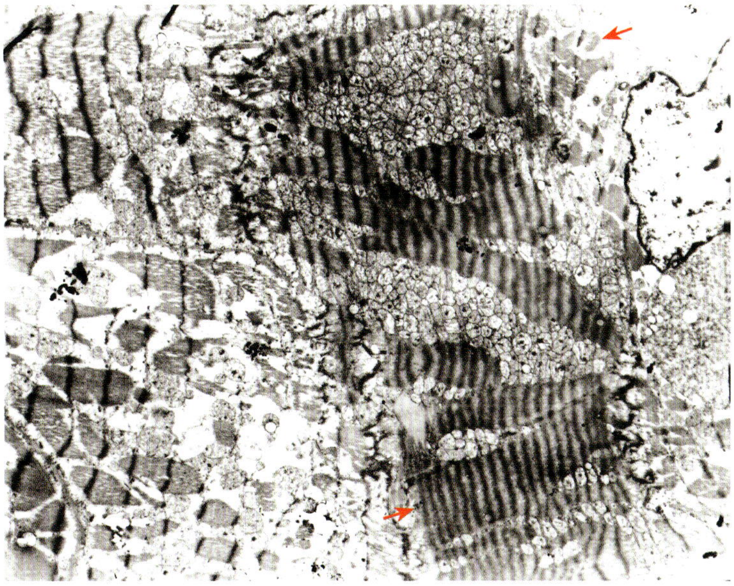

图4-14　AVN中的移行细胞

图中有4个移行细胞，中间一个（↑）肌原纤维束粗，肌节短，线粒体小并局部堆积，另3个肌原纤维束细，肌节长（×8 000）

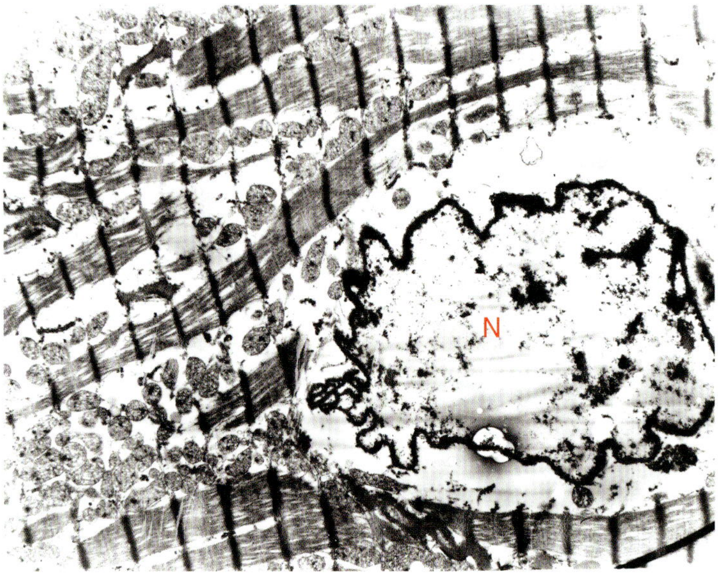

图4-15　AVN中的移行细胞

细胞核（N）短杆状，表面不规则，核浆透亮，染色体紧靠核膜（×7 800）

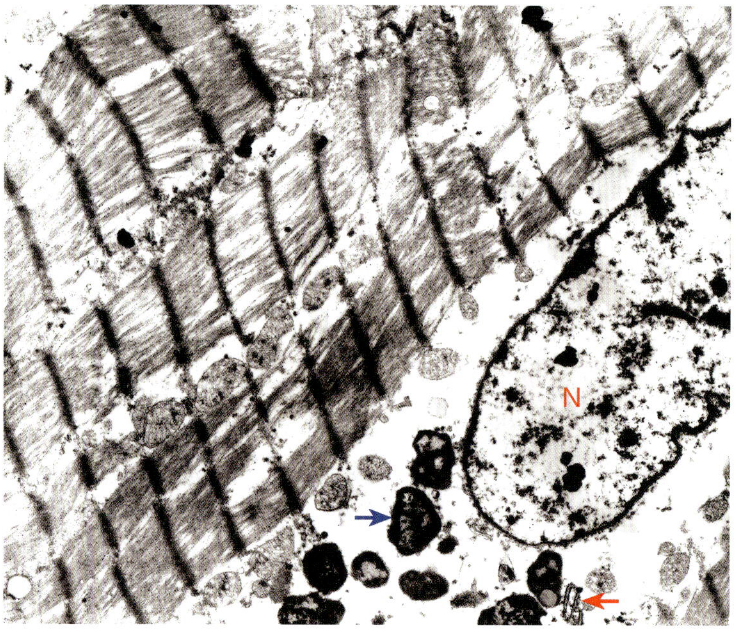

图4-16　AVN中的移行细胞

细胞核（N）周围溶酶体成堆（↑），粗面内质网（↑）极少（×10 200）

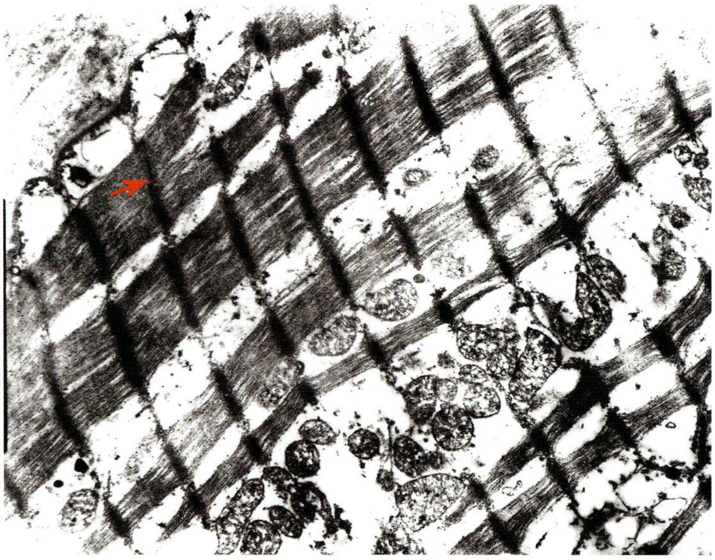

图4-17　AVN中的移行细胞

表面有质膜和基膜包绕，于Z线（↑）处向内凹陷，Z线与其相连，质膜向肌浆侧深陷，形成吞噬小泡（×6 610）

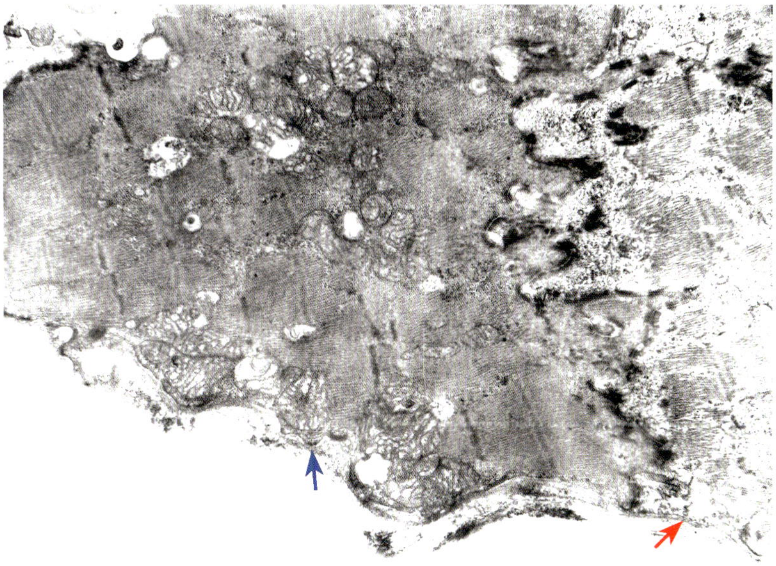

图4-18　AVN中的明、暗T细胞

两个并列明（↑）、暗（↑）T细胞，暗细胞线粒体大而多，电子密度高，明细胞则相反（×5 300）

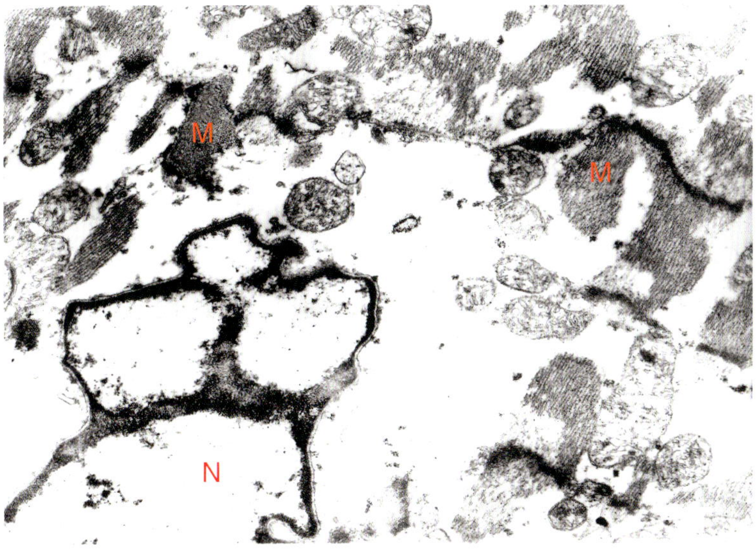

图4-19　AVN中的P细胞

短杆状核（N）位于细胞中央，表面不规则。胞浆内肌原纤维（M）束短，走行方向不一（×13 800）

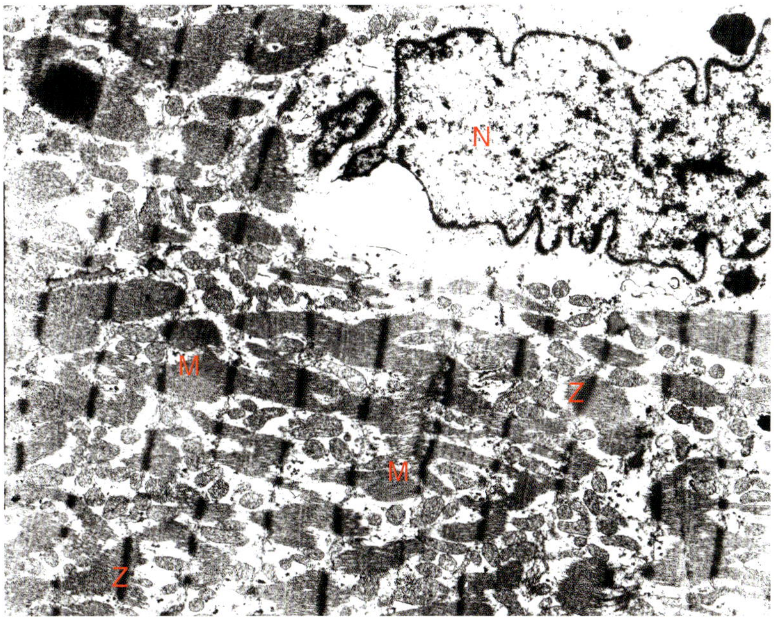

图4-20　HB中的束细胞

杆状核（N）位于中央，肌原纤维束分叉，微丝密集，肌节完整，具有M线、Z线（×7 800）

第五章　心脏传导系统年龄性变化

CCS随着人的年龄增长发生的形态学改变属增龄性变化，这是一个体积从小到大后又再变小，细胞数量由少到多再变少的漫长过程，属生理变化范围，包括有主、间质细胞及神经、血管的变化。

1. 组织学变化

20岁以前，CCS及其细胞体积随着年龄增长而变大。SAN、HB及LBB从40岁开始，脂肪、纤维组织有一定规律性的增多。AVN则从30岁开始见脂肪浸润，60岁后纤维组织显著增生，但网状纤维则随年龄增长而变短减少。

随着年龄增长，间质增多的CCS，其形态学上有明显差异，如幼儿SAN的胶原纤维，天狼猩红染色在偏光镜下观察见Ⅰ型胶原呈橘红色或黄色的少，Ⅲ型胶原呈绿色的多。老年人则相反，SAN内Ⅰ型胶原明显增多，Ⅲ型胶原减少。与此同时结细胞数量也逐渐减少，这种差异不属病变，即不能称之为“病理性纤维化”和“病理性脂肪浸润”。人的幼儿时期SAN内、外神经组织丰富，中年后神经节及神经节细胞数量逐渐减少，脂肪浸润神经、神经节呈退行性变。神经末梢的突触小泡（含Syn），1岁以前SAN中较少，1岁以后SAN明显增多，1～20岁年龄组达到最多，其后随年龄增长而减少，70岁以后降到最低。结动脉也会随着人老化而肌细胞减少、纤维组织增多（见第十二章）。此外室间隔肌顶部随年龄增长纤维组织逐渐增生，并有钙盐沉着于CFB内。

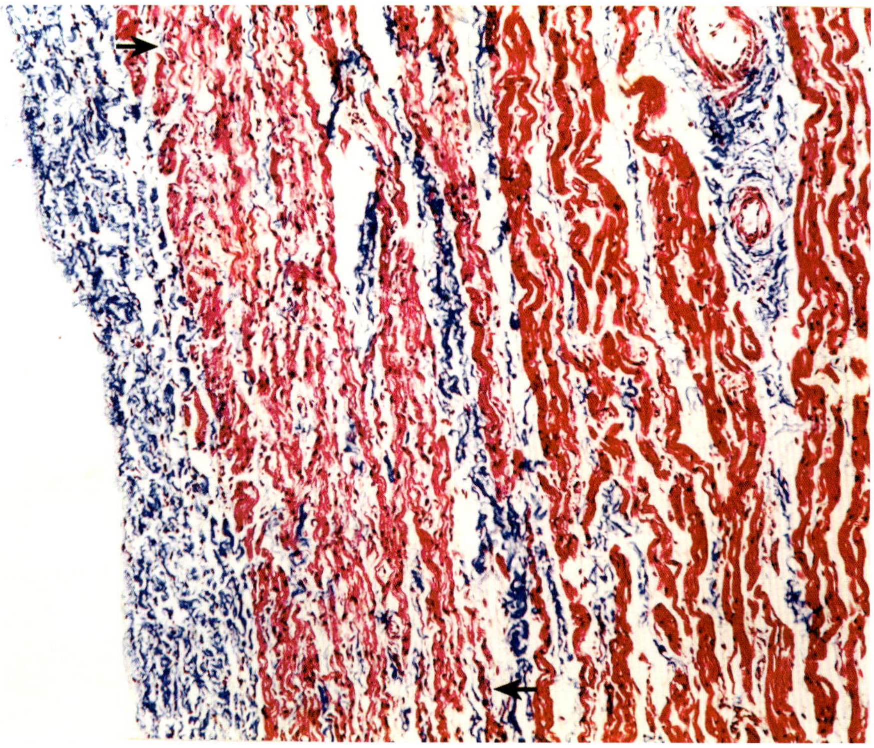

图5-1（a）　新生儿SAN

心外膜下的SAN（↑），结细胞细长，胞浆着红色较心肌浅，胶原纤维（蓝色）少（Masson三色×25）

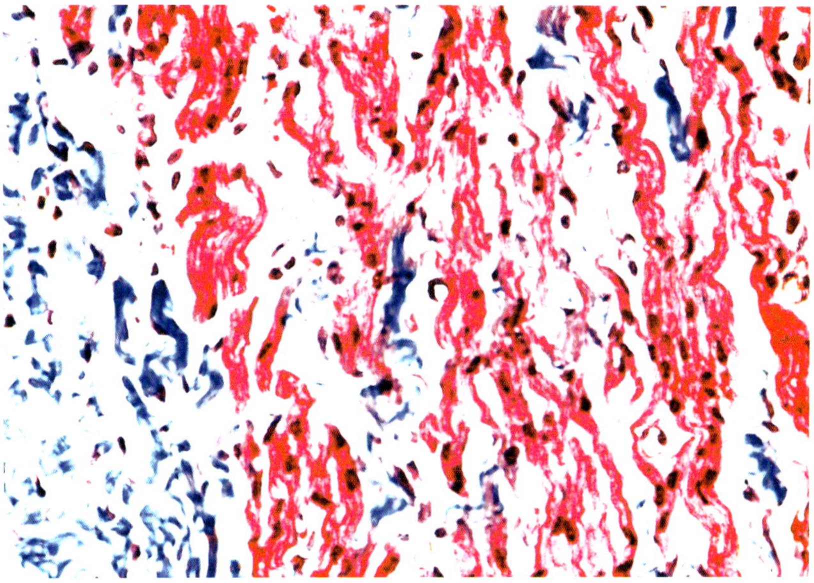

图5-1（b）　新生儿SAN

结细胞（红色）呈束状排列，其间胶原纤维极少（Masson三色×100）

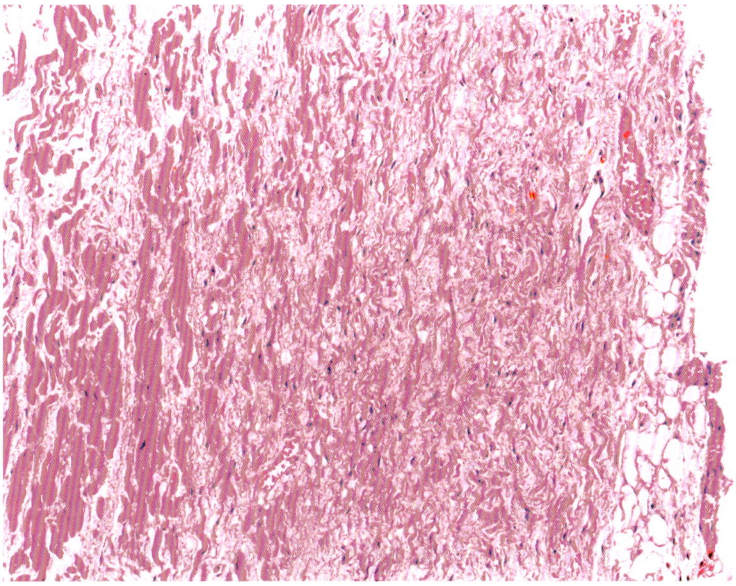

图5-2　老年人（68岁）SAN

结细胞稀疏，散在于广泛增生的纤维组织中（HE×10）

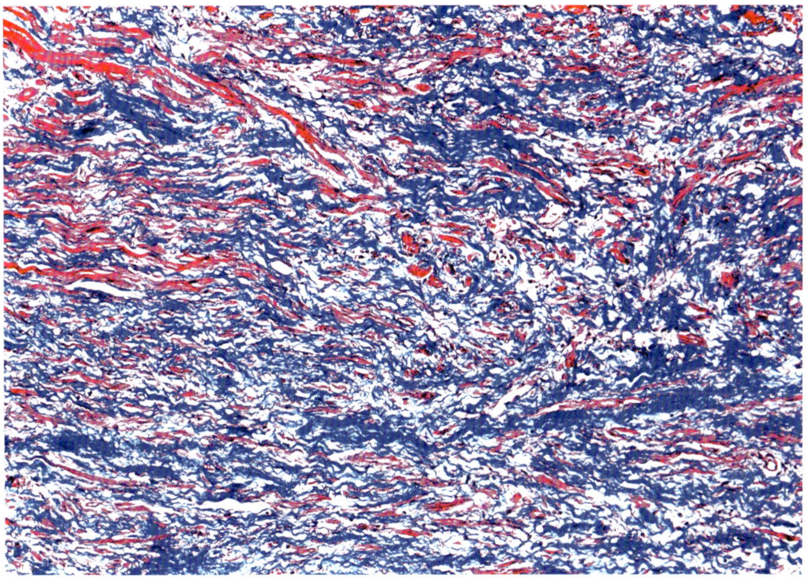

图5-3　老年人（83岁）SAN

结细胞间胶原纤维弥漫性增多，结细胞被分隔（Masson三色×20）

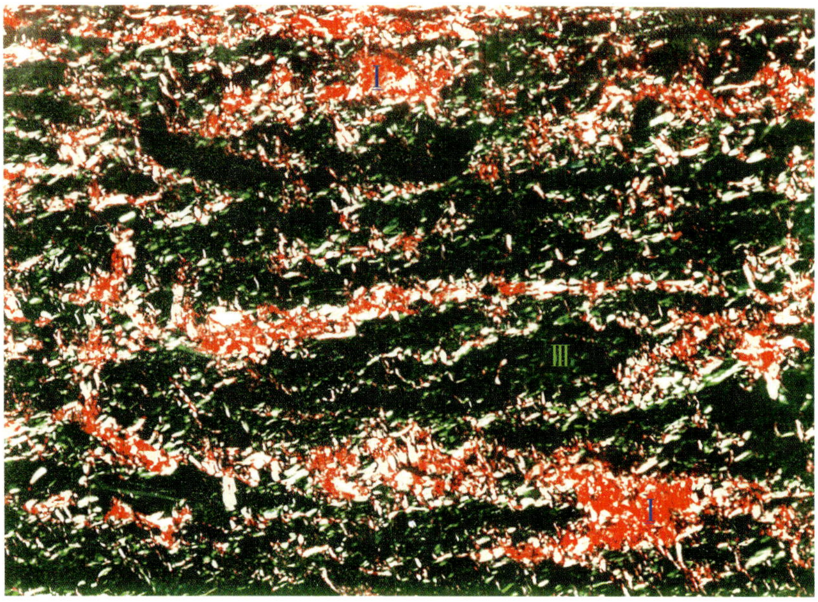

图5-4　幼儿SAN内Ⅰ型、Ⅲ型胶原纤维

SAN内的胶原纤维，天狼猩红染色，偏光镜观察，Ⅰ型胶原纤维呈橘红或黄色（Ⅰ），Ⅲ型胶原纤维呈绿色（Ⅲ）（Picro-Sirius×16）

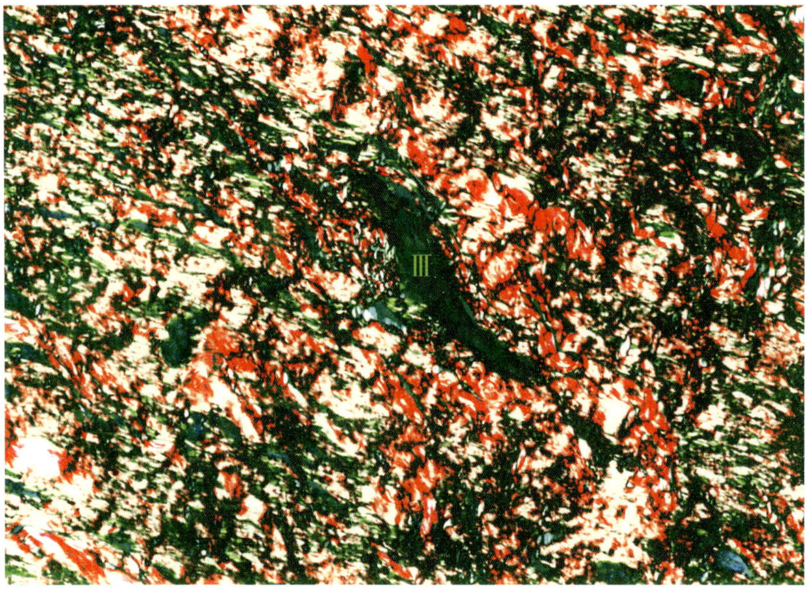

图5-5　老年人（70岁）SAN内Ⅰ型、Ⅲ型胶原纤维

SAN内Ⅰ型胶原纤维明显增多，Ⅲ型胶原纤维（Ⅲ）减少（Picro-Sirius×50）

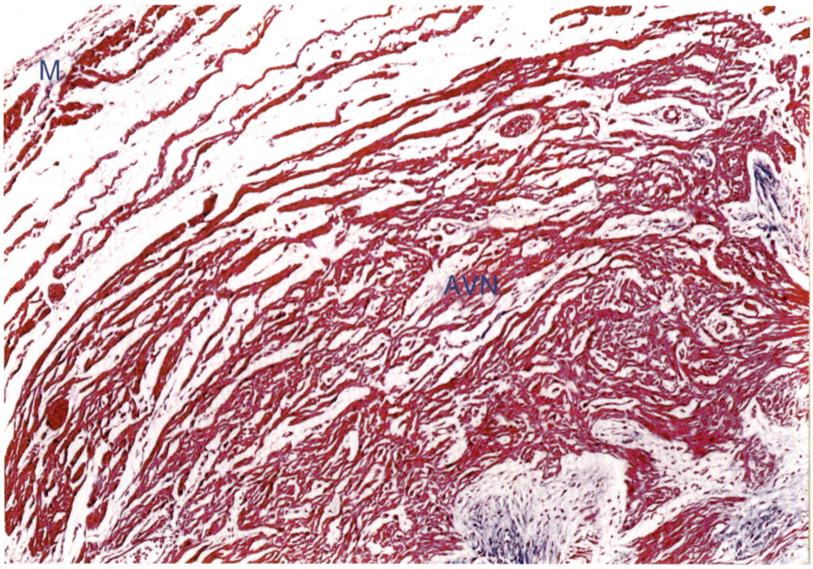

图5-6（a）　幼儿（2岁）AVN

AVN结细胞多而密，比心房肌（M）纤细、着色浅（Masson三色×10）

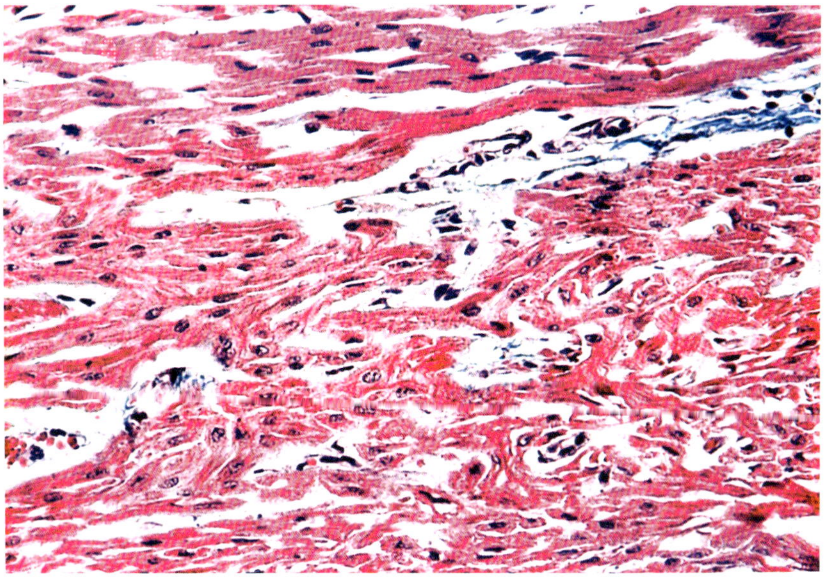

图5-6（b）　幼儿（2岁）AVN

结细胞排列较密，其间乏胶原纤维（Masson三色×100）

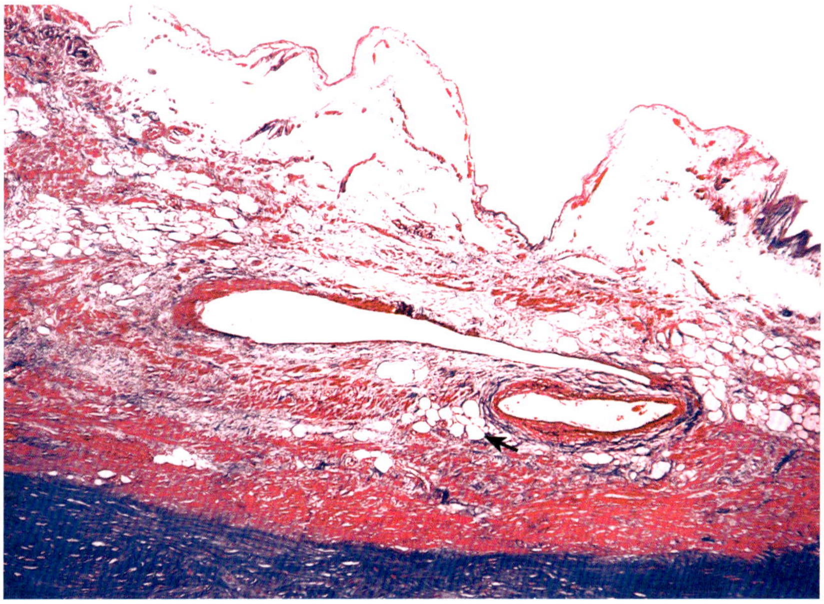

图5-7　老年人（75岁）AVN

结内中度脂肪（↑）浸润，胶原纤维增多（Masson三色×10）

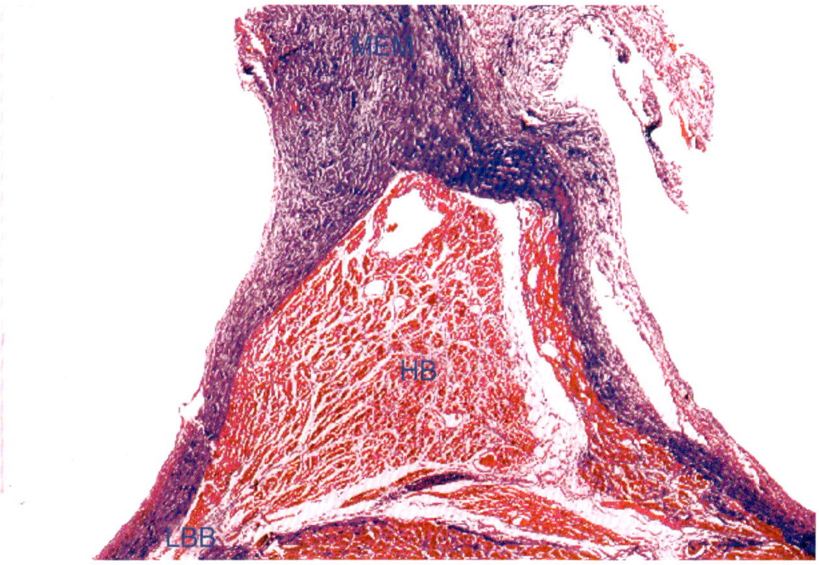

图5-8（a）　新生儿（8个月）HB分叉部

HB及LBB起始段与室间隔肌间无明显纤维组织分隔（两者间空隙为制片所致）（Masson三色×10）

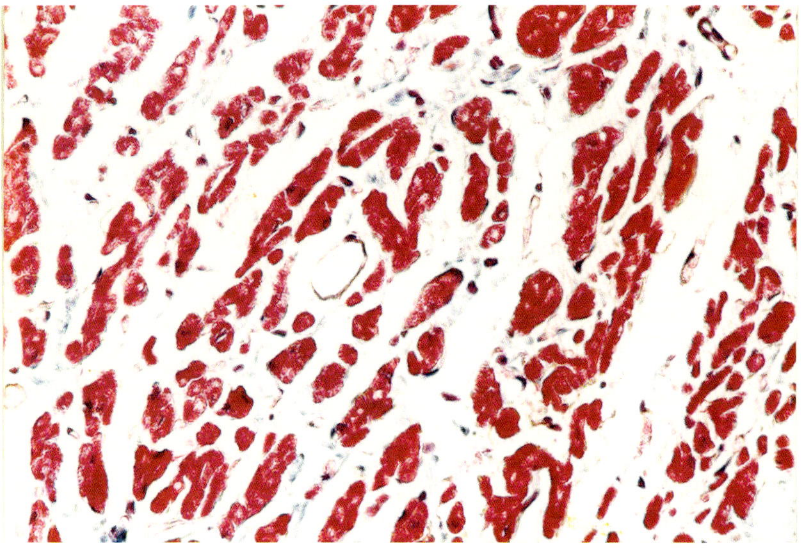

图5-8（b） 新生儿（8个月）HB分叉部

束细胞小而密集，胶原纤维稀少（Masson三色×100）

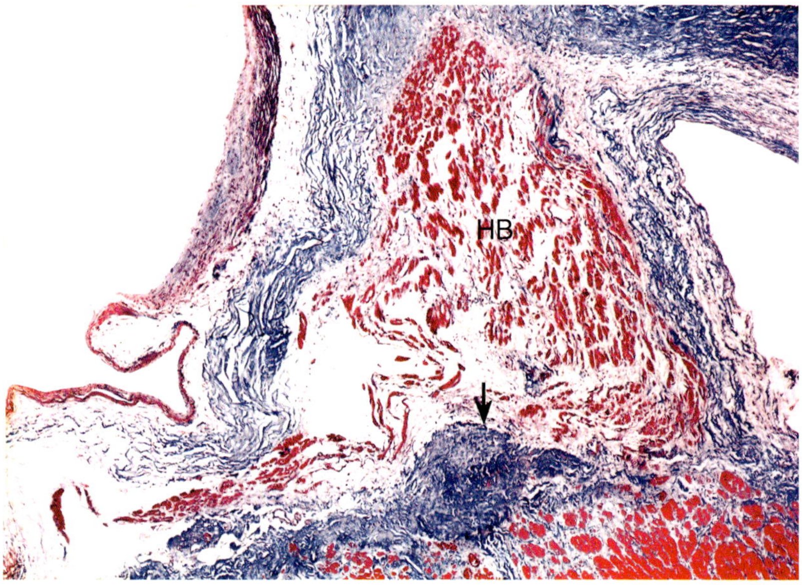

图5-9 老年人（76岁）HB分叉部

束细胞萎缩，胶原纤维增多，其间脂肪浸润，与室间隔肌间有纤维组织（↑）分隔（Masson三色×10）

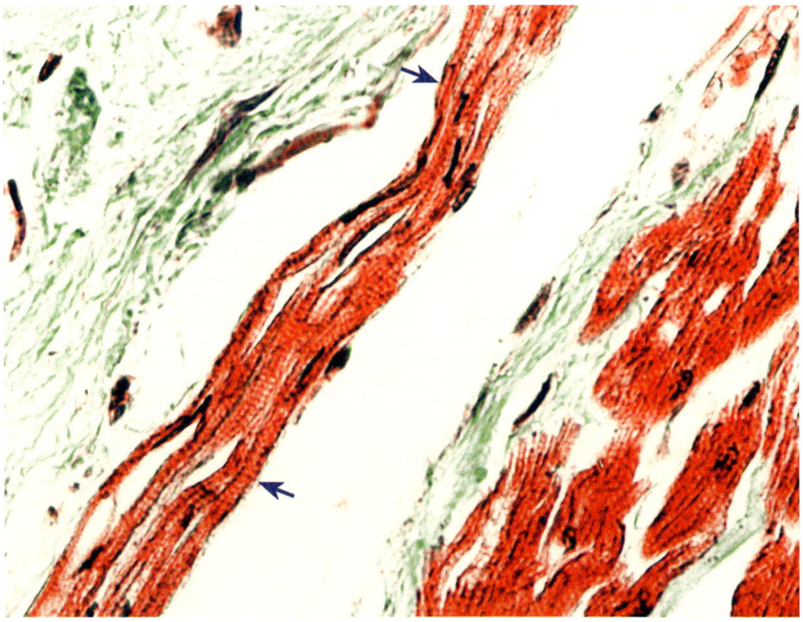

图5-10 幼儿（5岁）LBB

LBB起始段传导细胞（↑）完整、连续，胶原纤维（绿色）极少（Masson三色×100）

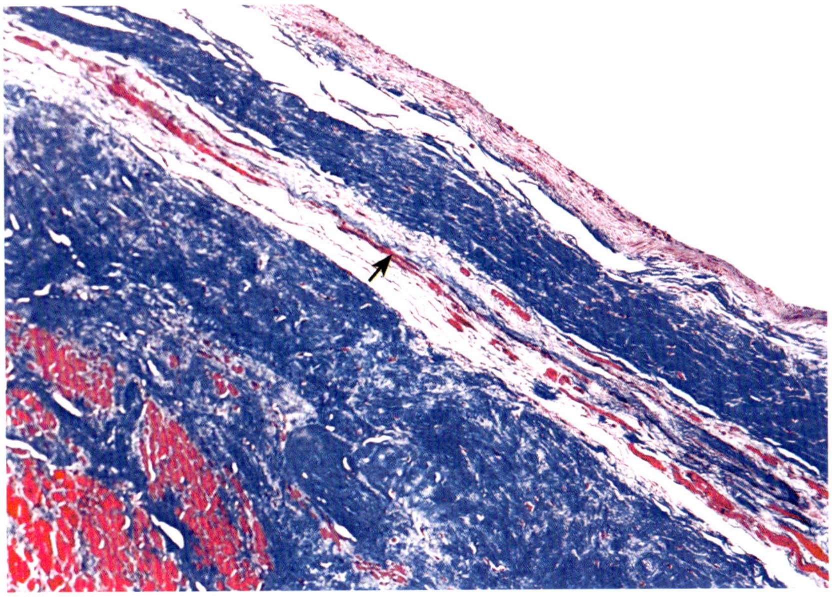

图5-11　老年人（87岁）LBB

LBB起始段传导细胞（↑）萎缩、中断，胶原纤维多达60%（Masson三色×10）

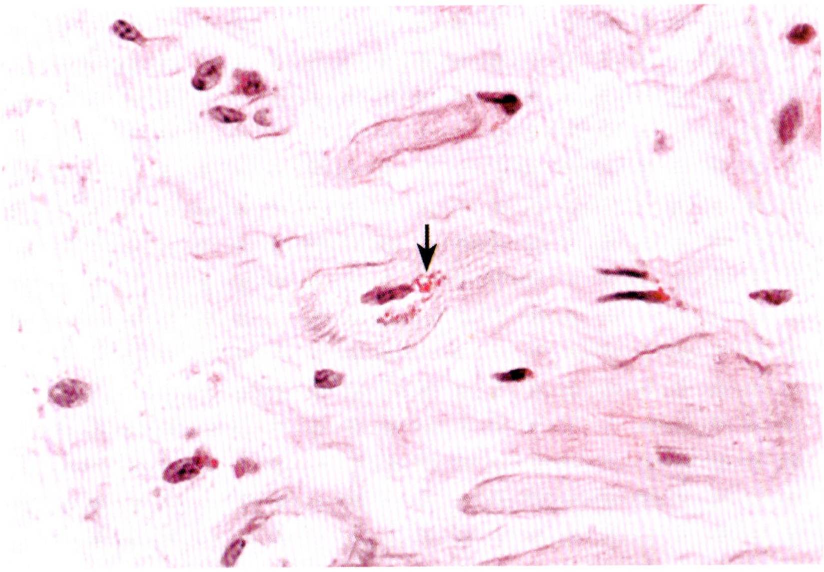

图5-12　脂褐素沉着

HB束细胞核周围有浅棕色颗粒（↑）（HE×600）

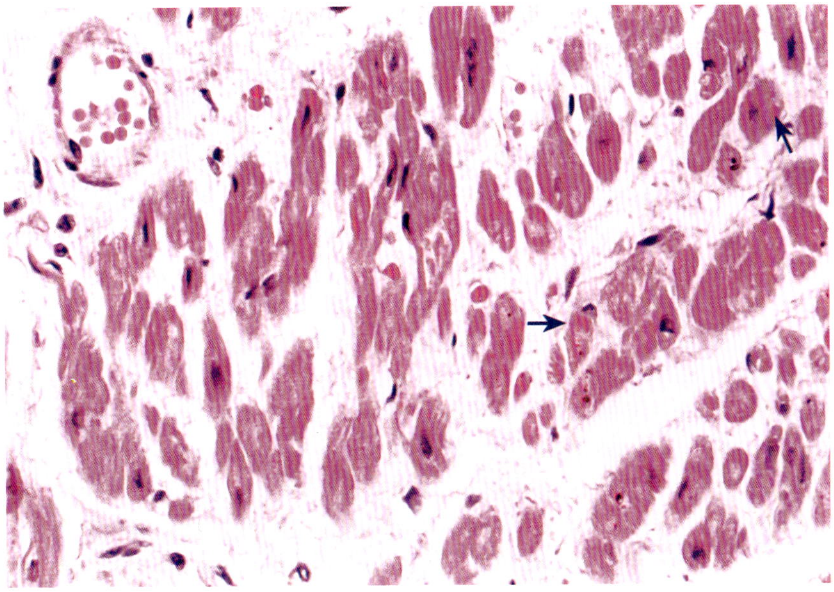

图5-13　玻璃样变性

HB束细胞胞浆内出现块状（↑）均质物（玻璃滴样蛋白）（HE×400）

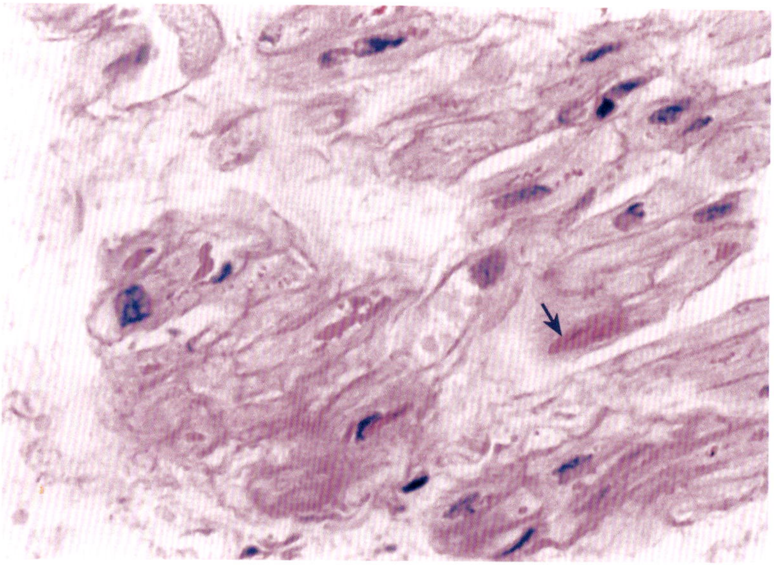

图5-14 玻璃样变性

HB束细胞内出现短条状PAS阳性物（↑）（AB-PAS×600）

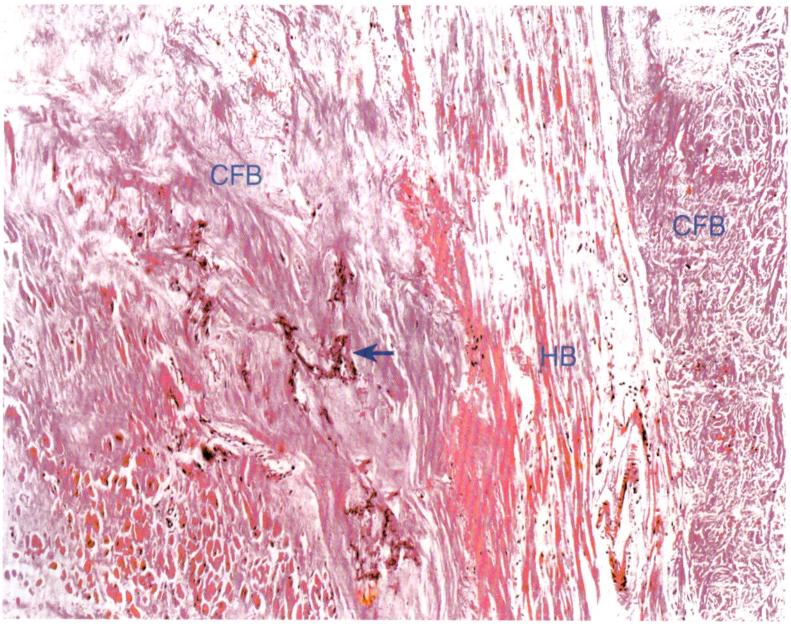

图5-15 CFB钙盐沉着

钙盐（↑）沉着在CFB内，其旁有HB穿行（HE×10）

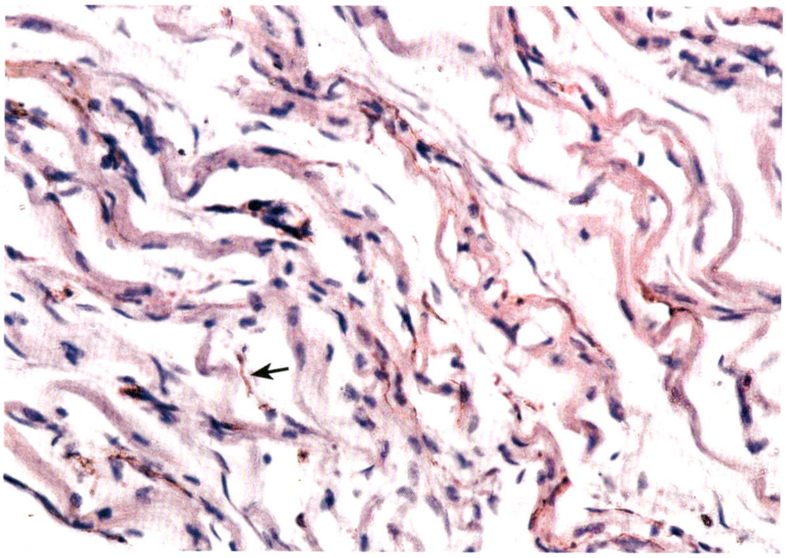

图5-16 婴儿SAN神经纤维

神经纤维（棕褐色）纤细（↑）（NF×100）

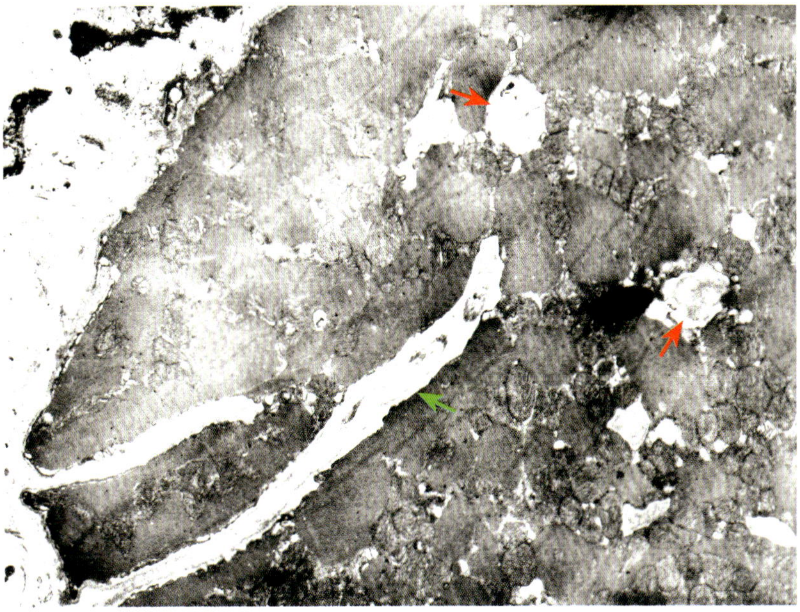

图5-32　37岁的SAN（体、尾部）退变T细胞

纤维组织（↑）进入并分割T细胞，线粒体空泡变、破裂、消失（↑）（×4 000）

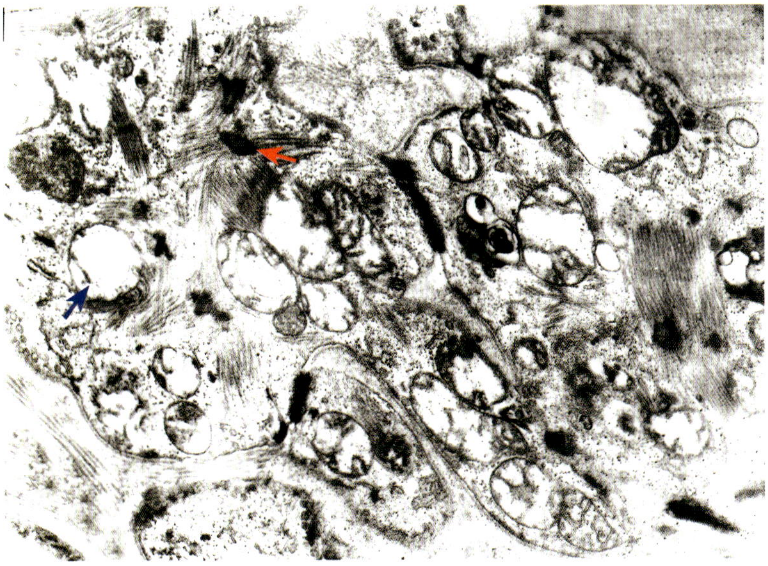

图5-33　45岁SAN退变P细胞

P细胞线粒体少，伴肿大、空泡样及髓鞘样变性（↑）。肌丝少，Z线成块（↑）（×8 000）

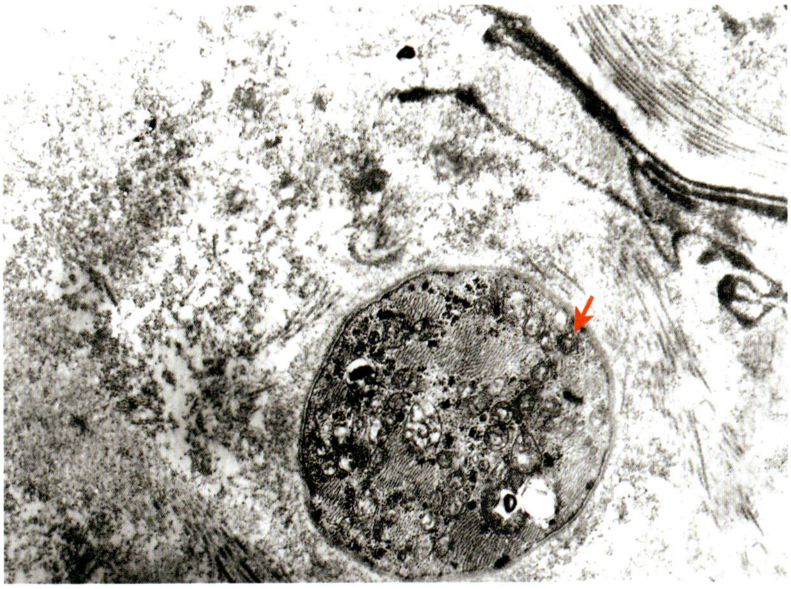

图5-34　45岁的SAN（尾、外侧部）P细胞凋亡

单个P细胞位于增生的纤维组织中，其胞膜完整，胞浆密度高，内含有少量线粒体（↑）、溶酶体及囊泡（×5 300）

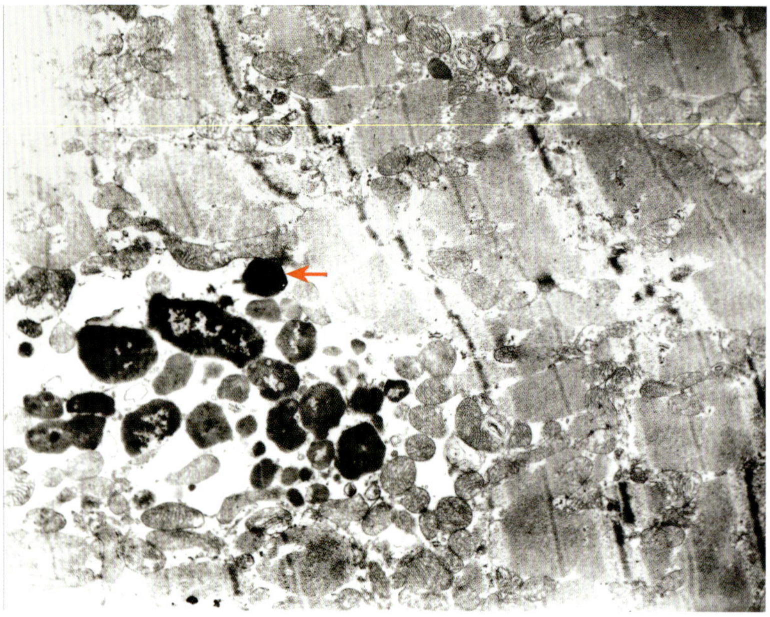

图5-35　37岁AVN的T细胞

T细胞胞浆内脂褐素（↑）成堆（×4 000）

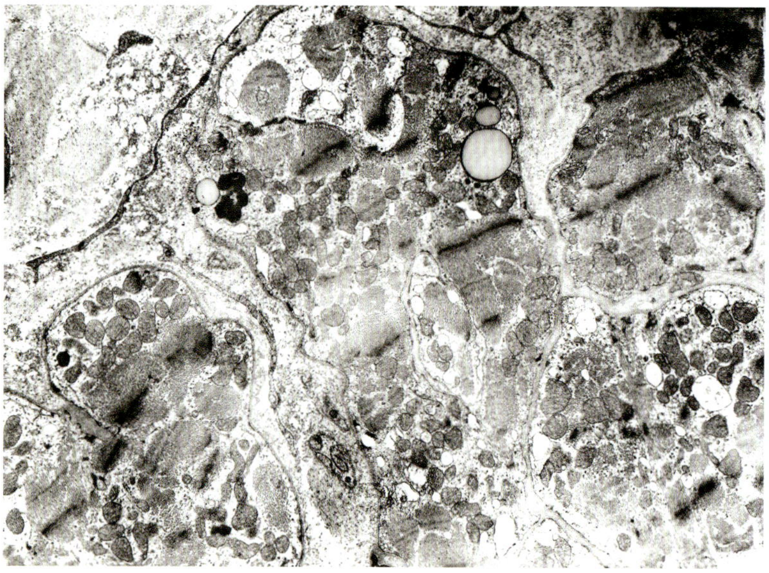

图5-36　37岁AVN的T细胞

T细胞脂肪变性，线粒体基质密度增高、变形及浓缩，胞浆内脂褐素增多（×2 800）

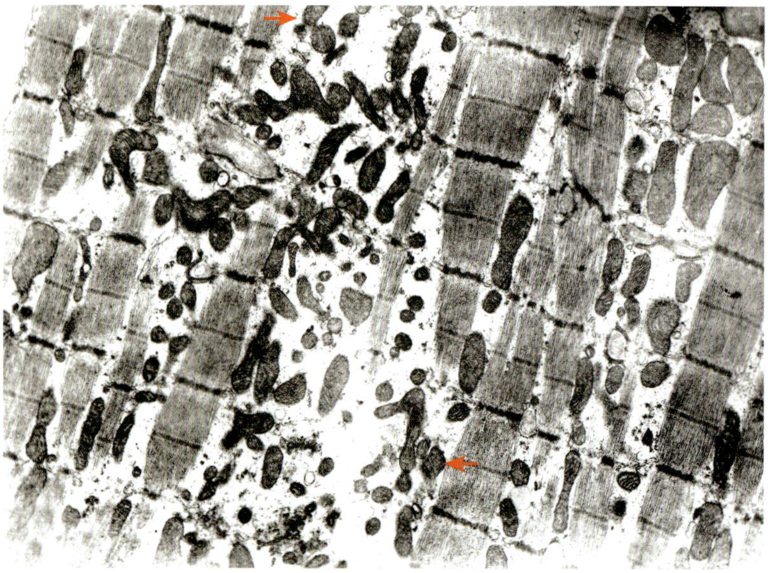

图5-37　37岁的HB束细胞

线粒体形态不规则且变小，见有肌丝溶解灶，线粒体（↑）占位（×5 300）

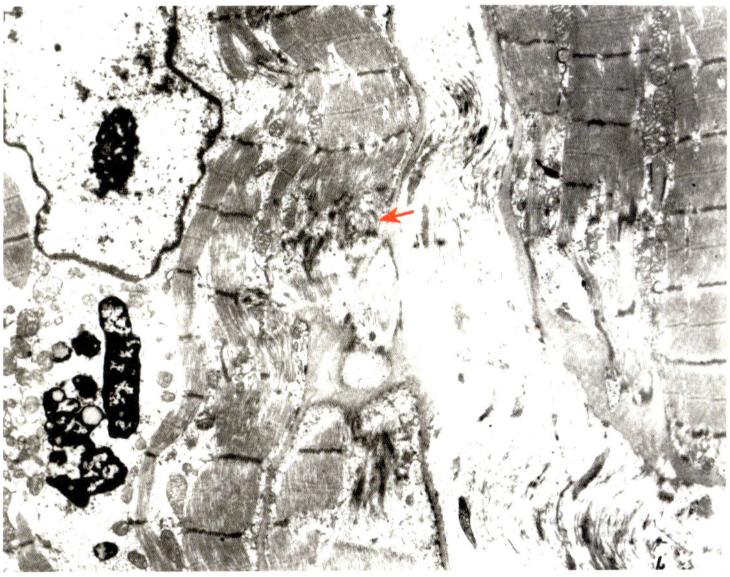

图5-38　45岁的AVN T细胞

细胞萎缩，并有肌丝、肌节溶解，肌丝排列紊乱，闰盘被消化（↑）（×2 800）

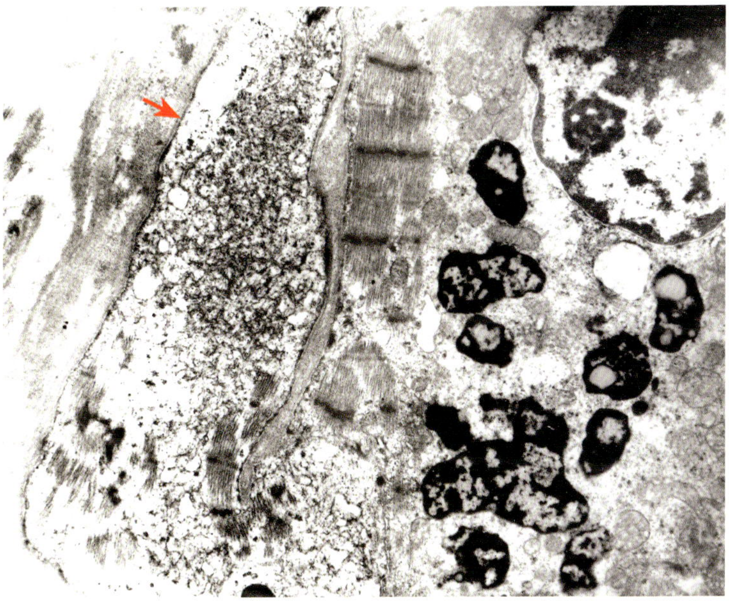

图5-39　45岁AVN的明细胞

右侧T细胞见大量脂褐素堆集在核周围。明细胞（↑）其肌丝、肌节溶解并大量减少，Z线变态，线粒体少而小伴水肿，胞浆丰富（×5 300）

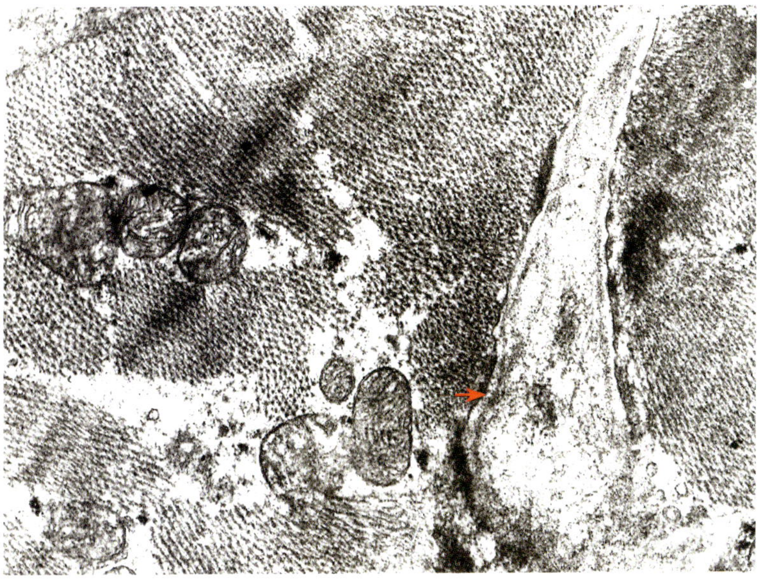

图5-40　45岁的AVN间质

间质的纤维细胞（↑）钉子样插入传导细胞内（×1 000）

第六章　人体心脏传导系统的变异

变异（Variation）指正常心脏的CCS位置或形态学的个体差异。由于人群中的基因型和发育生长过程出现CCS位置与形态不同，这些变异并不影响CCS的正常功能。了解CCS的个体差异，对划分生理、病理界限有着重要的解剖学意义。

CCS形态学变异类型有：①大小变异。CCS大小常与心脏大小成正比，正常中国人的SAN体积：（10～15）mm×（3～5）mm×（1～2）mm；AVN体积：8 mm×4 mm×1 mm；HB体积：1 mm×1 mm×20 mm。CCS某部体积比正常人均值大或小者，只要结细胞分布均匀，结细胞、束细胞与其间质比例正常仍属正常变异。②外形变异。外形变异最多的是HB分叉部，依次为HB穿中心纤维体部、SAN、AVN、LBB。HB分叉部呈梯形、球棒形、类马鞍形、棒状、类梭形、倒三角形及不规则形等。HB穿中心纤维体部有的呈不完全分隔成2～3束者。SAN有分叉形和不定形。AVN有呈薄片状或块状。HB、LBB内有心肌移位时，常致LBB被分成大小不等的两束绕行等。③位置变异。HB分叉部常见移位在室间隔顶部左侧、左下侧和室间隔膜部内。SAN头部骑跨在右心耳嵴上，移位到右心耳嵴左侧或界沟上、下方。AVN有少于体积的1/2组织移入CFB内，HB穿中心纤维体部向前移位等。

1. 体积变异

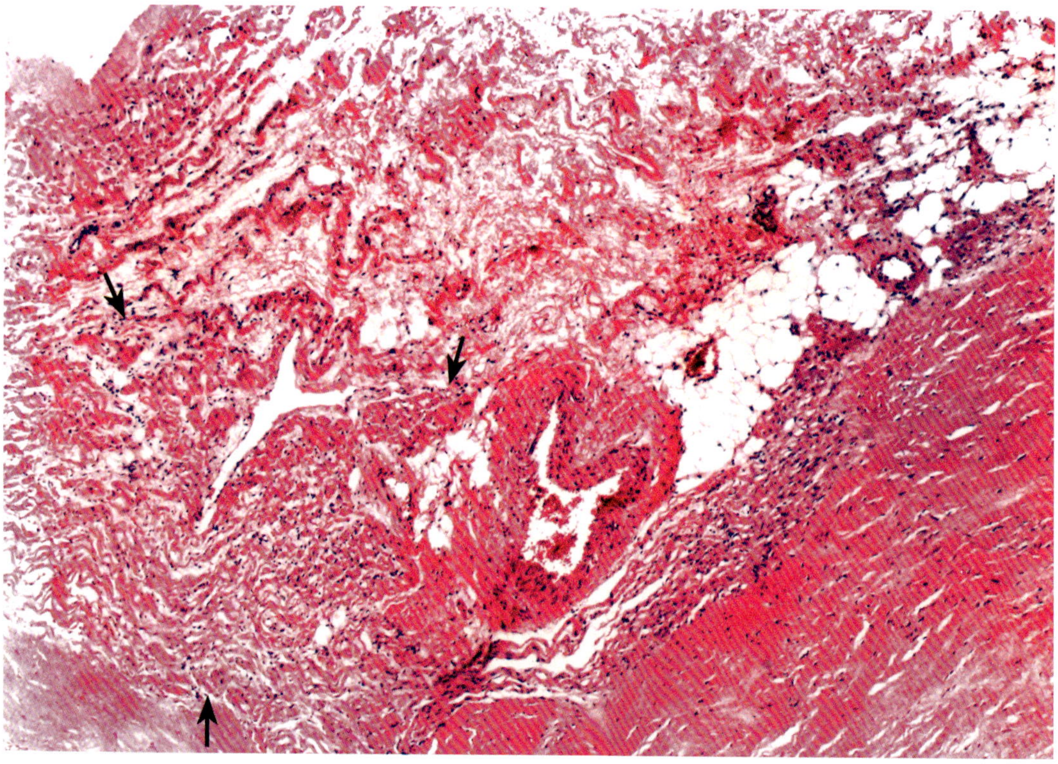

图6-1　AVN体积变异

AVN体积比通常小，呈块状（↑），右侧可见粗大AVN动脉（HE×13）

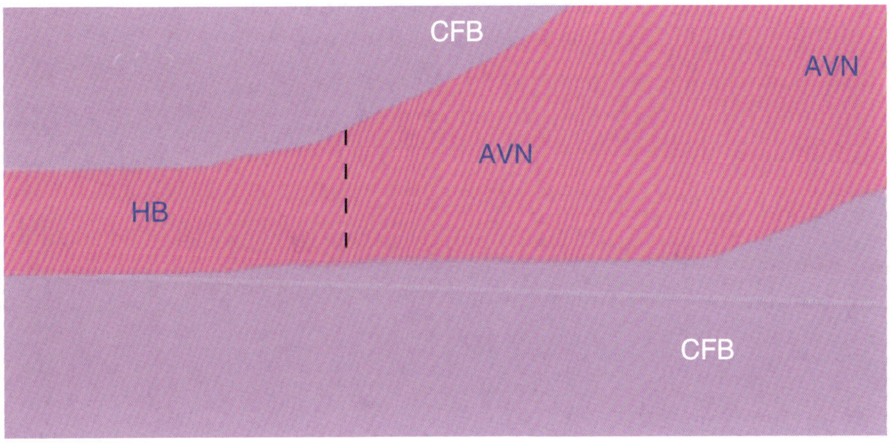

图6-14　AVN部分移位CFB模式
约1/2的AVN组织移入CFB内

病史：李某，男，29岁。颅脑创伤死亡。

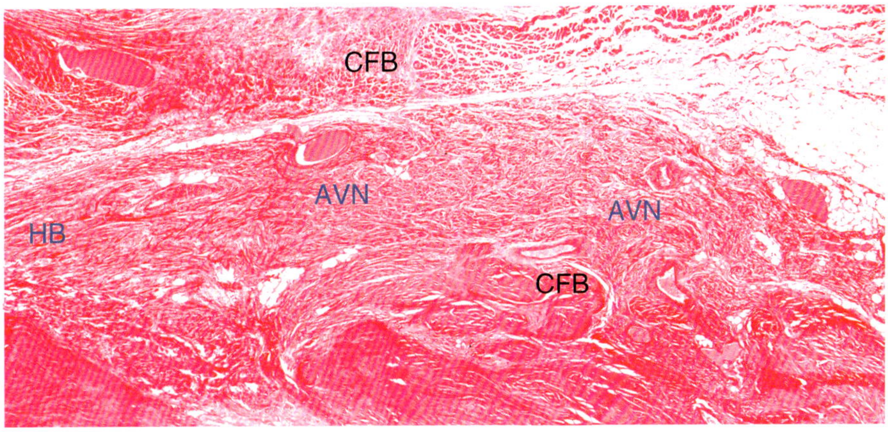

图6-15　AVN部分移位CFB
约1/3的AVN组织移入CFB内（HE×20）

病史：罗某，男，56岁。死于颅脑创伤。

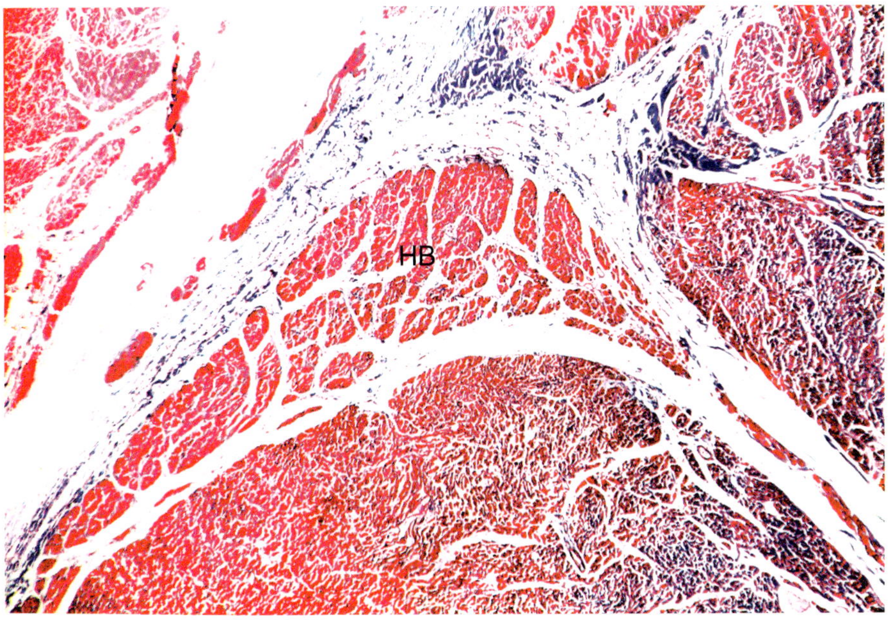

图6-16　HB分叉部移位变异
HB分叉部向室间隔顶左下侧移位（HE×20）

病史：李某，男，68岁。死于结肠癌。

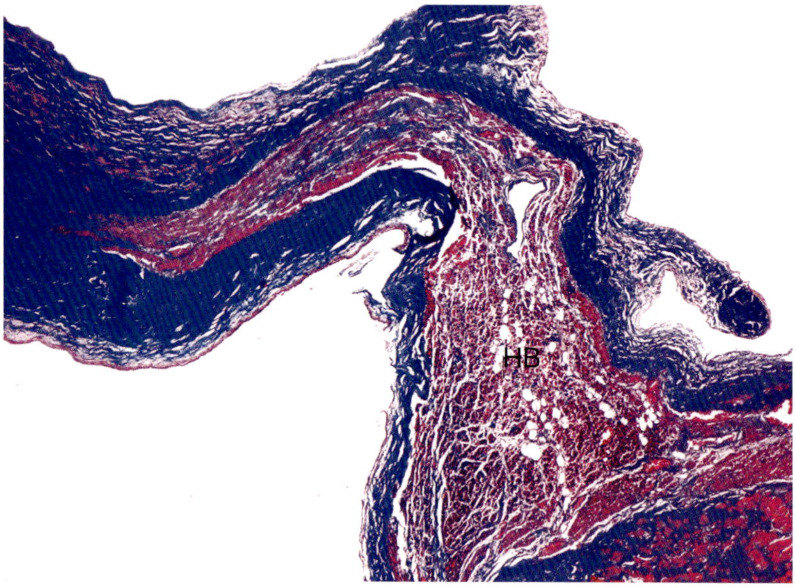

图6-17　HB分叉部移位膜部

HB分叉部位于室间隔膜部，伴轻度脂肪浸润（Masson三色×10）

病史：尉某，男，56岁。死于颅脑创伤。

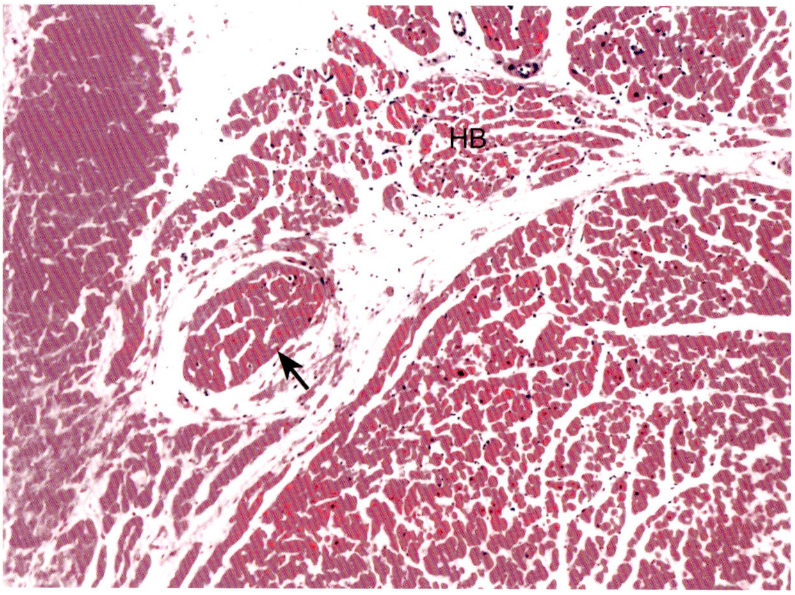

图6-18　HB内心肌移位

HB分叉部内出现普通心肌束（↑）（HE×12）

病史：蒋某，男，24岁。死于创伤。

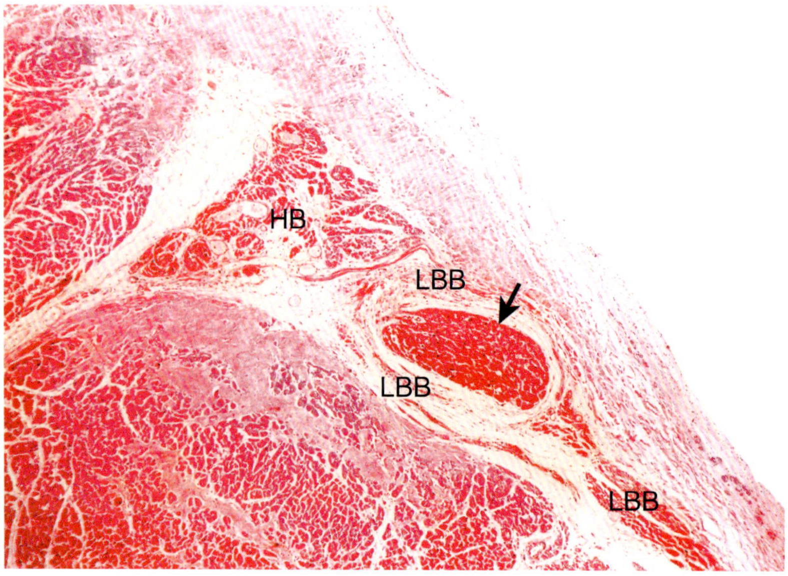

图6-19　LBB内心肌移位

LBB起始段被心肌束（↑）分隔（HE×20）

病史：胡某，男，27岁。死于创伤。

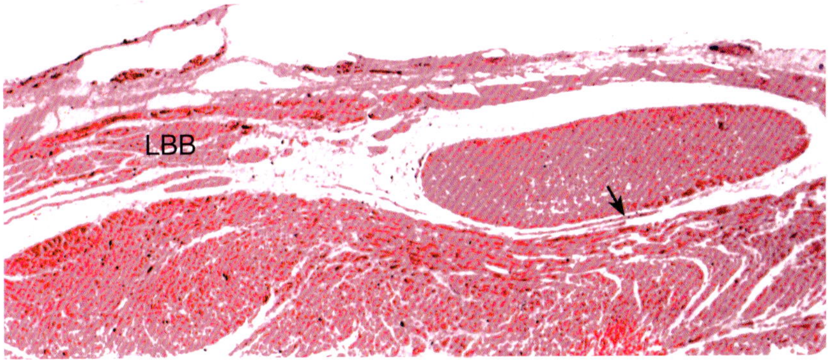

图6-20　LBB内心肌移位

LBB被心肌束分隔并受压变细（↑）（HE×13）

病史：曾某，男，64岁。死于感染性休克。

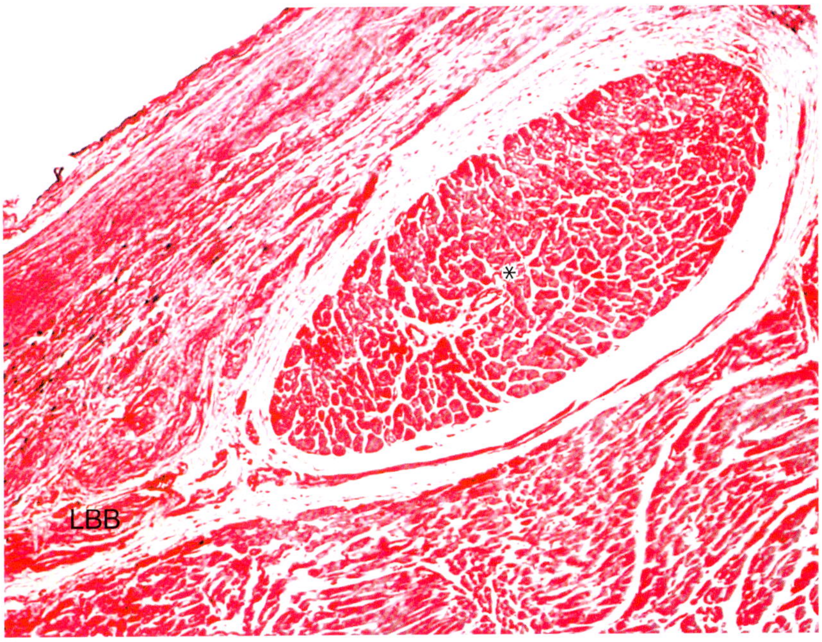

图6-21　LBB内心肌移位

LBB被大束心肌（*）分隔绕行（HE×20）

第七章　心脏传导系统超龄性病变

人的CCS过早、过多或是某种病理过程发生纤维化或脂肪浸润，则属超龄性病变。笔者对230例中国汉人CCS间质分8个年龄组，采用半定量方法分别检测纤维、脂肪组织所占总面积的百分比，并设定少于25%为Ⅰ级、25%～50%为Ⅱ级、50%以上为Ⅲ级，将观测所得数据经统计学处理，分析结果：40岁之前SAN、HB和LBB无或极轻的脂肪浸润或纤维化，以后每20年进一级。若纤维和/或脂肪组织所占SAN、AVN、HB的面积超过正常年龄组级别，可视为病理性增生，如60岁时SAN纤维组织超过25%可视为病理性纤维化，30岁以前HB脂肪组织超过10%，可视为病理性脂肪浸润，超过30%则为严重脂肪浸润。超龄性变化按病因分为原发性与继发性两种，继发性比原发性更为常见。原发性也即先天性，属发育异常，如原发性双侧束支纤维化。继发性常与感染、循环障碍（冠心病、房间隔缺损）、酗酒及营养不良等因素有关，特别是当CCS的实质细胞发生萎缩、变性、坏死后，导致纤维组织修复性增生，脂肪填空性浸润，但也有原因不明者。

CCS的纤维化、脂肪浸润可发生在CCS的任何部位，但最具病理意义的部位是SAN中央带，HB穿中心纤维体部和左、右束支的起始部。纤维化呈灶性、节段性或弥漫性分布，常见细的原纤维与增粗老化的胶原纤维相混杂，插入在结细胞、束细胞间。脂肪从结、束外侵入其内，分隔结细胞、束细胞成团、束状，严重者使结组织呈筛网状或孤岛状，也有脂肪主要分布于结、束周边部形成脂肪带，如发生在SAN，脂肪包绕SAN使其成为孤岛，则见SAN与心房间连接的肌细胞减少。超龄性纤维化和脂肪浸润均常伴同有结细胞、束细胞变性、萎缩。

根据笔者在电镜下观察到被纤维或脂肪浸润的结细胞发生的退变、凋亡，推测在结细胞、束细胞功能下降、丧失，以及结细胞、束细胞间的连接中断等的病理基础上，当某种诱因作用下，易导致心动过缓、房室纤维颤动而猝死。

1. 继发性纤维化脂肪浸润

病史：任某，男，63岁。心绞痛，死在救护车里，双冠状动脉粥样硬化管腔狭窄Ⅲ级。

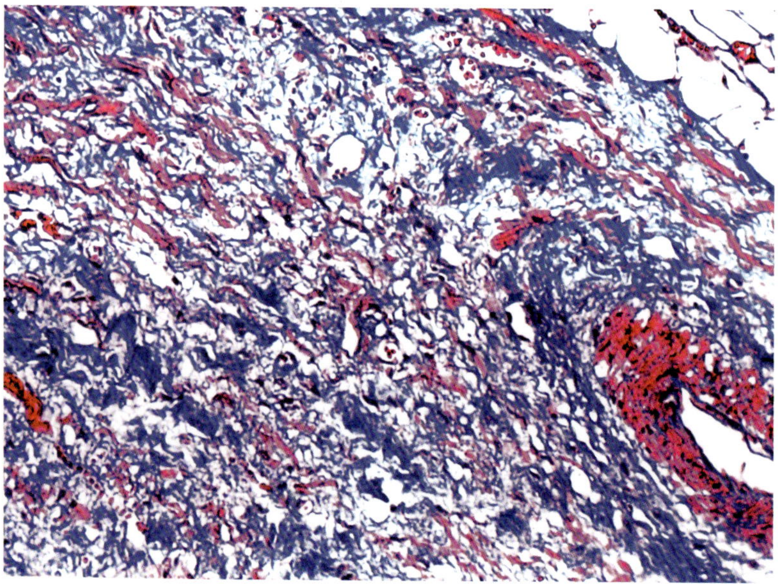

图7–1　SAN重度纤维化

蓝色的纤维组织显著增多（60%），红色的结细胞明显减少，结周缘部脂肪浸润（Masson三色×50）

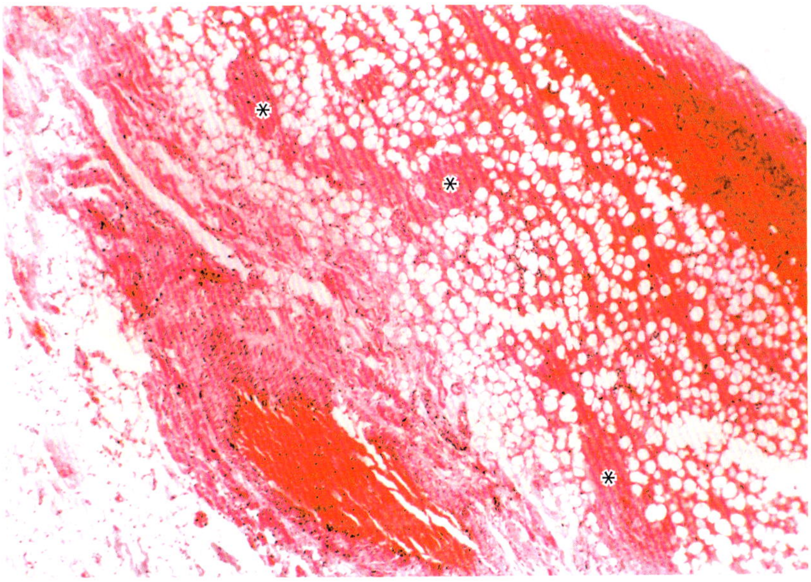

图8-1（b） 心脏界沟部出血镜下观

SAN外神经束（*）周围广泛出血并累及神经（HE×13）

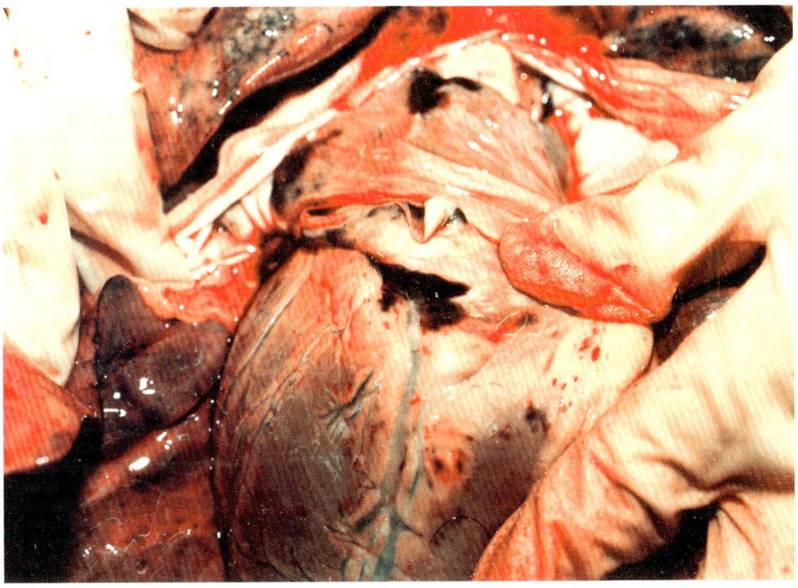

图8-1（c） 心脏冠状沟后部出血

右心冠状沟后部（AVN结前心房区处）片状出血

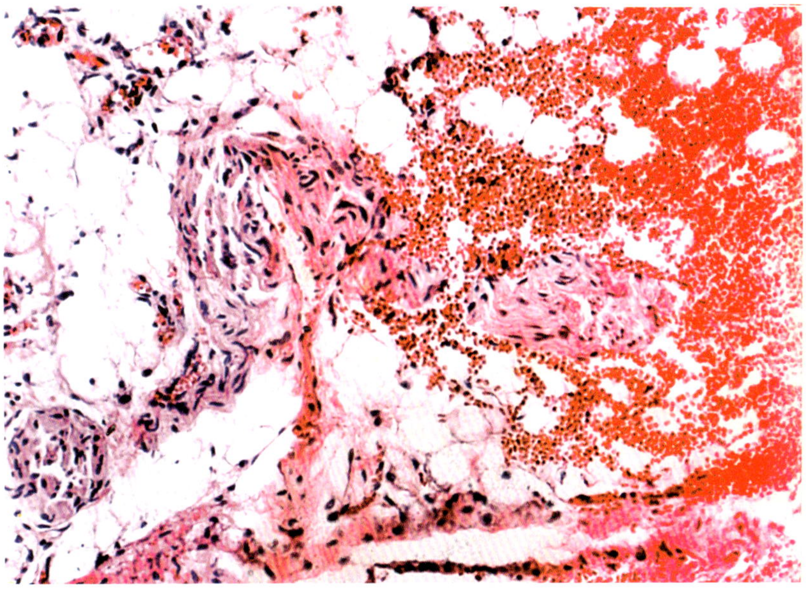

图8-1（d） 心脏冠状沟后部出血镜下观

AVN结前心房区大片状出血，其间见神经（HE×50）

病史：贺某，男，21岁。值班时发生猝死，死前曾出现短暂胸闷不适与轻咳。尸检发现间质性肺炎，肺片状出血，AVN结前心房区散在性小片状出血。

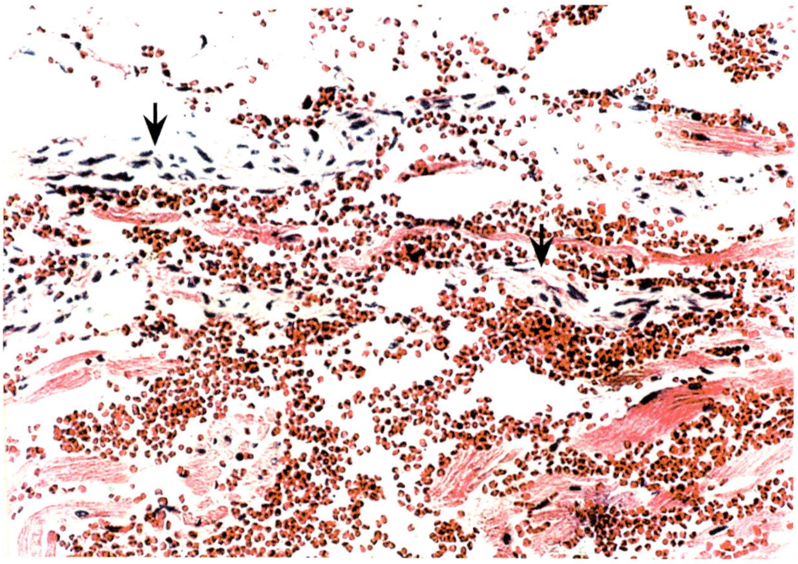

图8-2　AVN结前心房区出血

AVN结前心房区大片状出血，累及神经束（↑）（HE×10）

病史：胡某，男，19岁。早上劳动时突然倒地猝死，解剖除见CCS有病理性改变外，未找到其他病变。

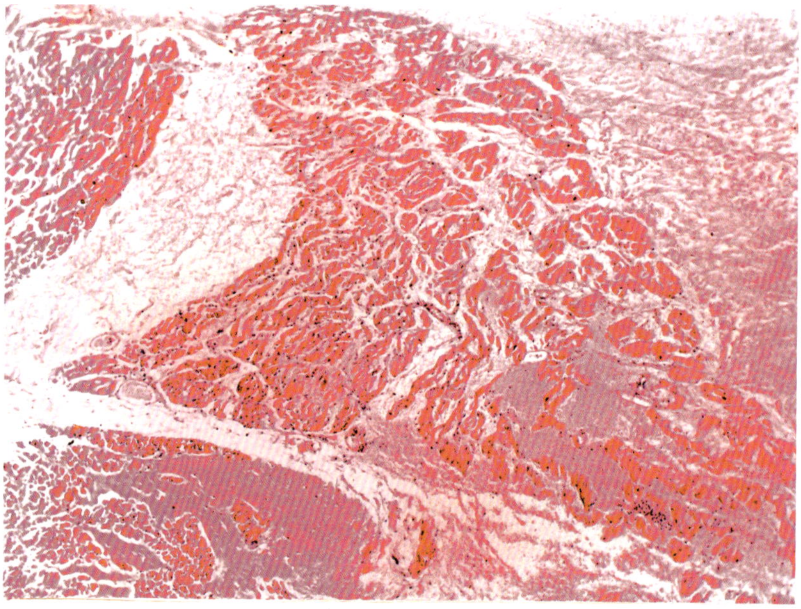

图8-3　HB出血

HB分叉部1/2区域片状出血（红细胞已溶解）（HE×10）

病史：杨某，男，约50岁。发现死在铁路边。尸体解剖：头、胸部Ⅰ度烫伤，心重520 g，冠状动脉粥样硬化Ⅰ～Ⅱ级，间质性心肌炎。

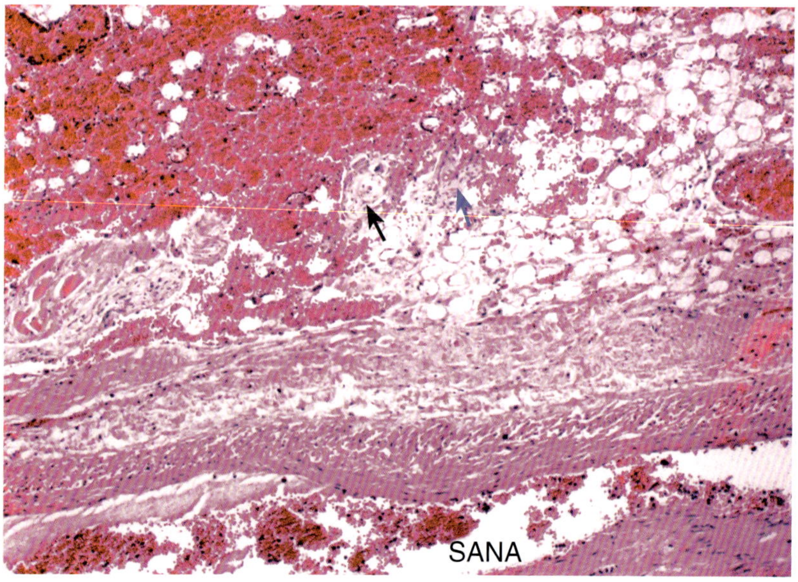

图8-4　SAN周围出血

SAN周围大片状出血，波及神经节（↑）和神经束（↑）（HE×10）

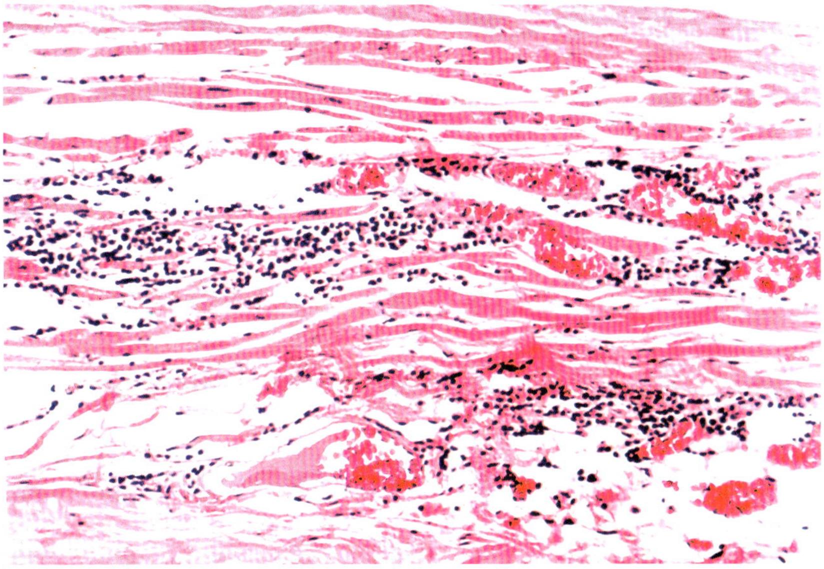

图9-6（b）　慢性AVN炎
AVN局部间质淋巴细胞、单核细胞浸润（HE×33）

病史：郭某，男，23岁。疑被他人追赶，急速奔跑，体力不支后趴跪在地上猝死。

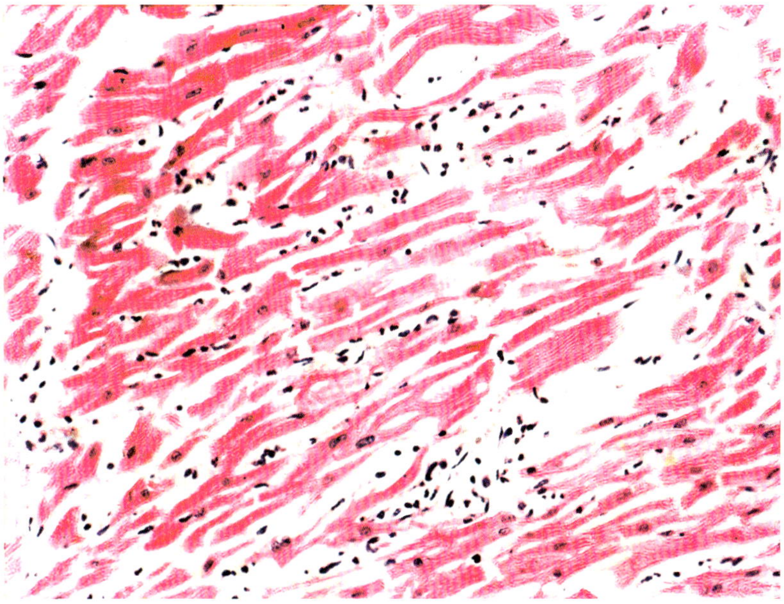

图9-7（a）　慢性心肌炎
心肌局灶间质淋巴细胞、单核细胞伴中性粒细胞浸润（HE×50）

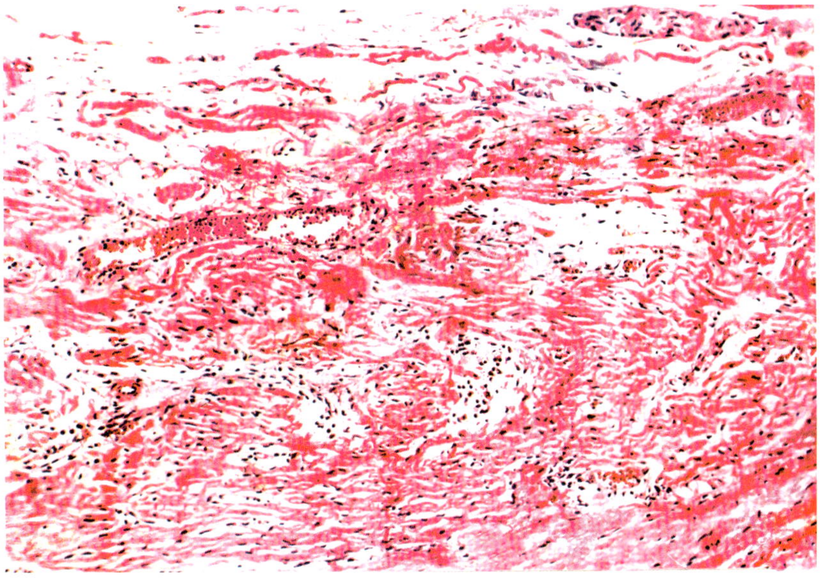

图9-7（b）　慢性AVN炎
AVN局部间质炎细胞浸润（HE×13）

3. 心内膜炎累及心脏传导系统

病史：杨某，男，26岁。猝死于马路边。主动脉瓣置换术后感染，炎症沿HB蔓延到AVN。

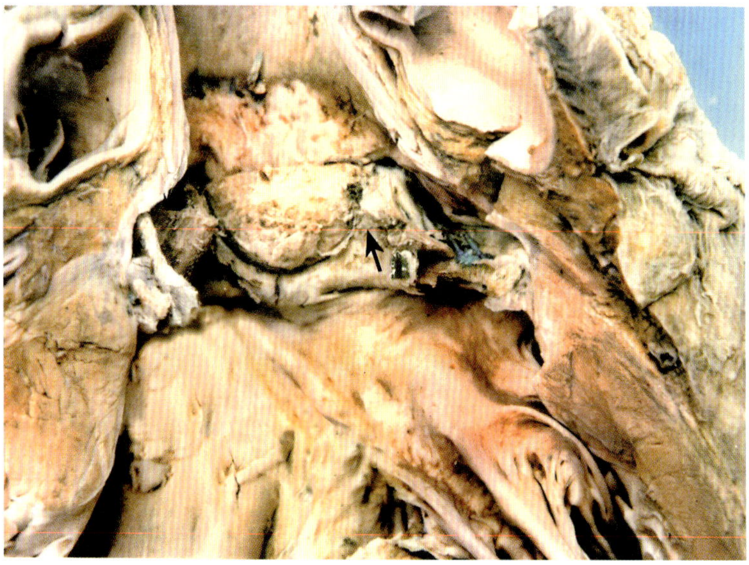

图9-8（a） 主动脉瓣置换术后感染

主动脉人工瓣膜及其附近心内膜局部表面有大量赘生物（↑）

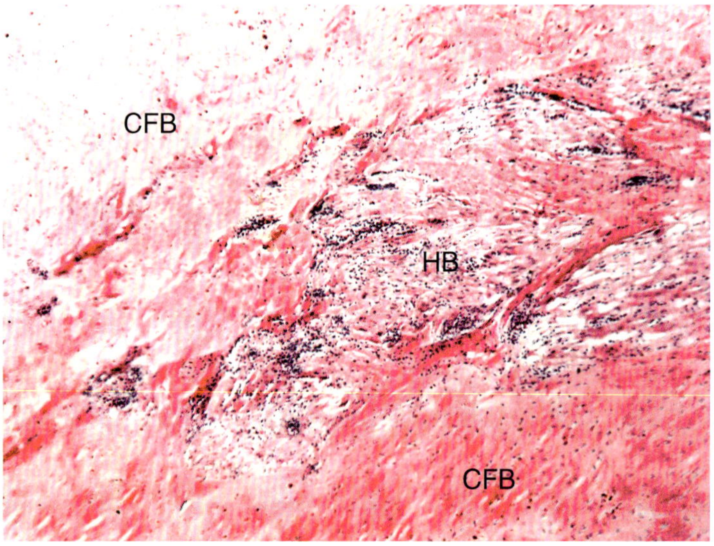

图9-8（b） HB炎

炎细胞沿HB穿中心纤维体部束细胞间隙扩散（HE×25）

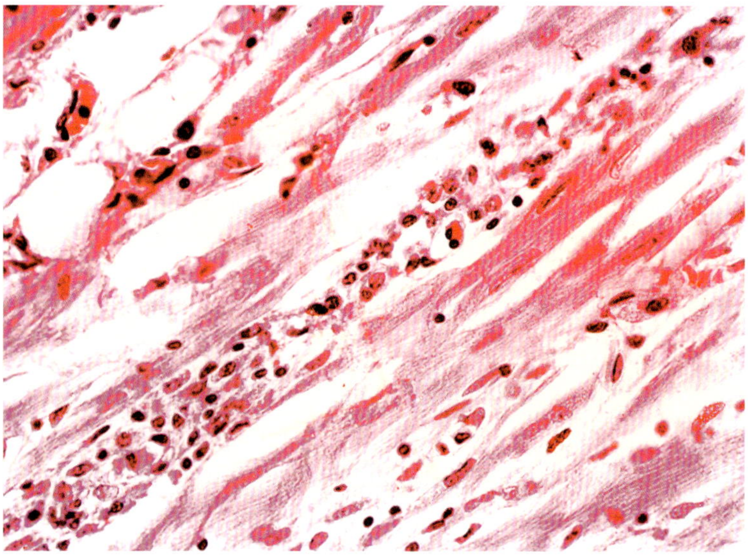

图9-8（c） HB炎

中性粒细胞、淋巴细胞、浆细胞浸润，结细胞坏死、溶解（HE×200）

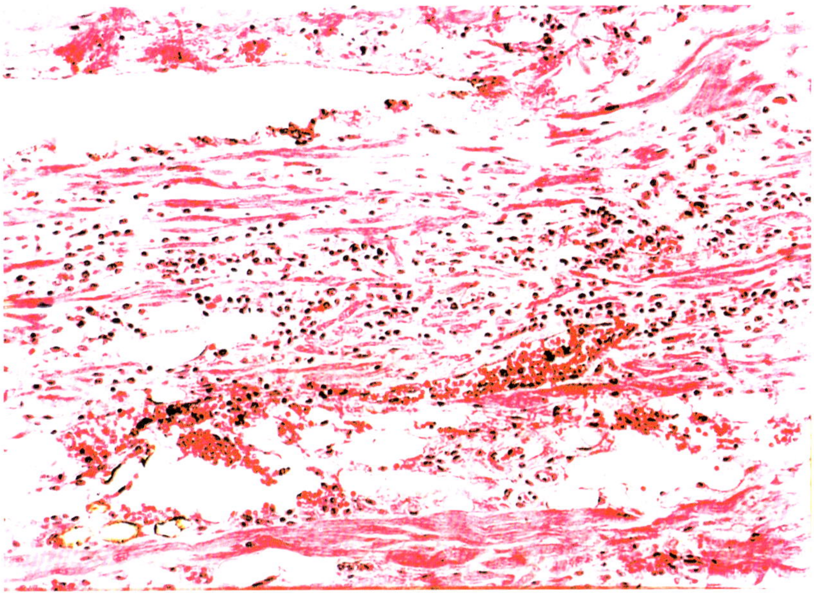

图9–8（d）　AVN炎

感染沿HB穿中心纤维体部扩展到AVN，局部充血、水肿，多量中性粒细胞及单个核细胞浸润，结细胞被分隔（HE×200）

病史：潘某，女，26岁。感冒两天，洗澡时猝死。室间隔左侧面心内膜炎侵及其下HB分叉部，沿HB穿中心纤维体部，向上扩散于AVN，从分叉部向下蔓延到LBB。

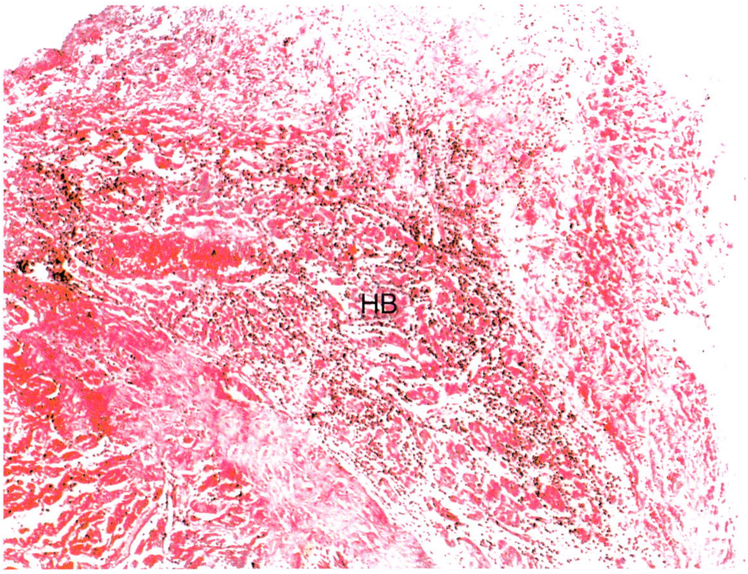

图9–9（a）　心内膜炎累及HB分叉部

心内膜炎与HB分叉部炎已连成一片，周围心肌内炎症不明显（HE×13）

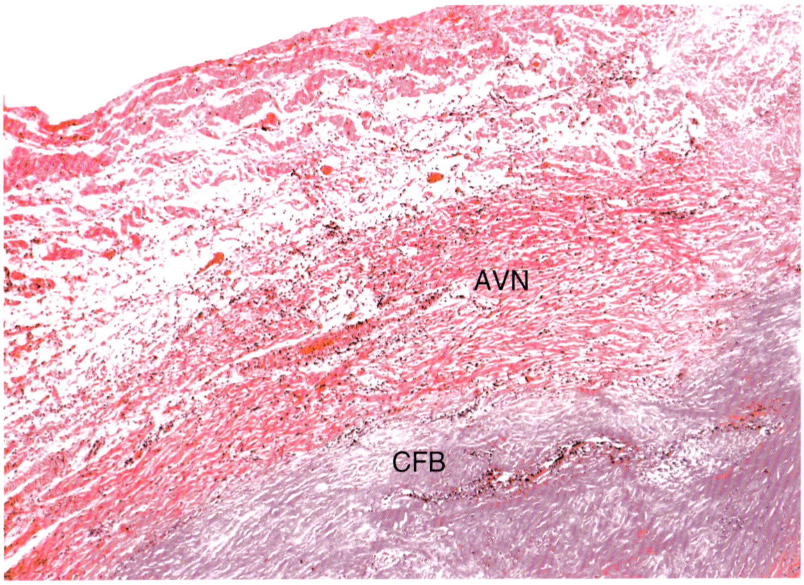

图9–9（b）　急性AVN炎

AVN及其邻近CFB内急性炎症（HE×10）

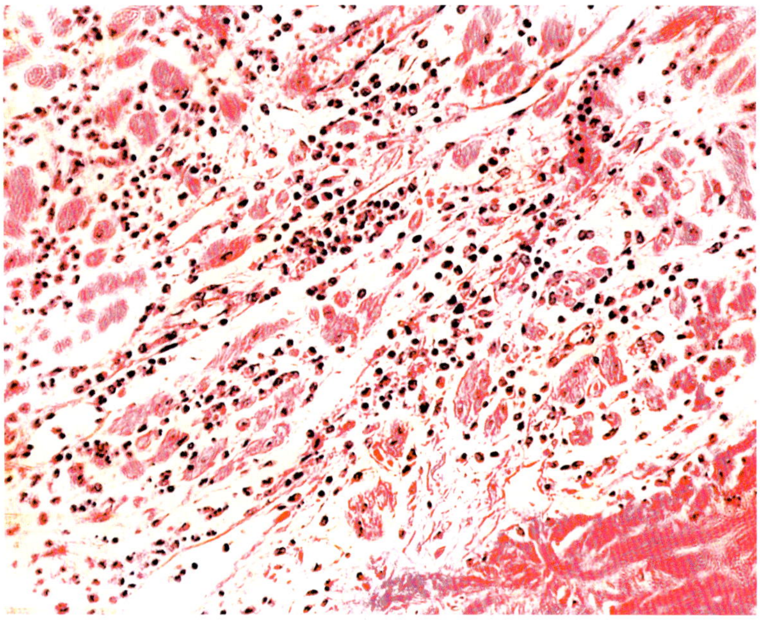

图9-9（c） 急性AVN炎

弥漫性炎细胞浸润，中性粒细胞为主（HE×100）

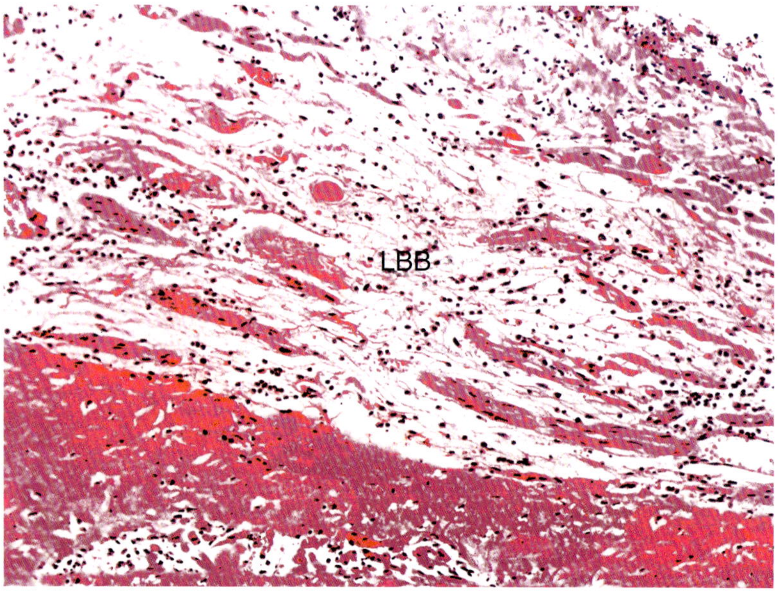

图9-9（d） 急性LBB炎

LBB起始段高度水肿、炎细胞浸润（HE×50）

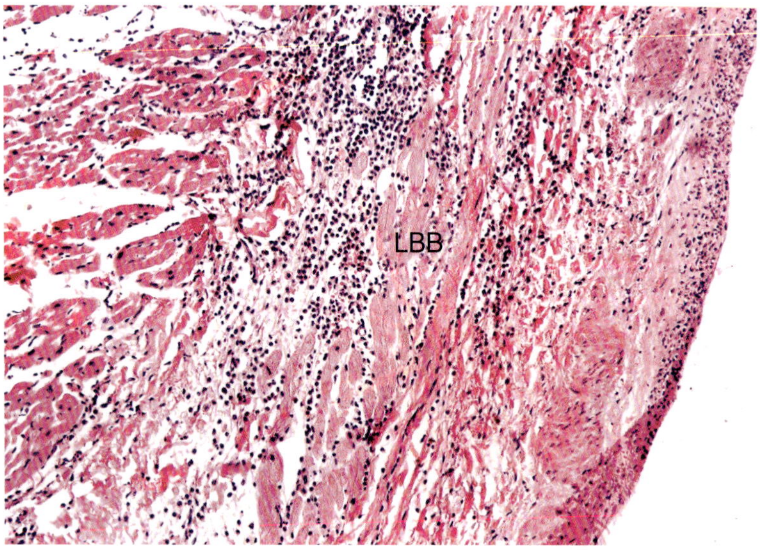

图9-9（e） 急性LBB炎

炎症波及LBB及其周围（HE×33）

病史：钱某，女，45岁。狗咬后感染，毒血症死亡。

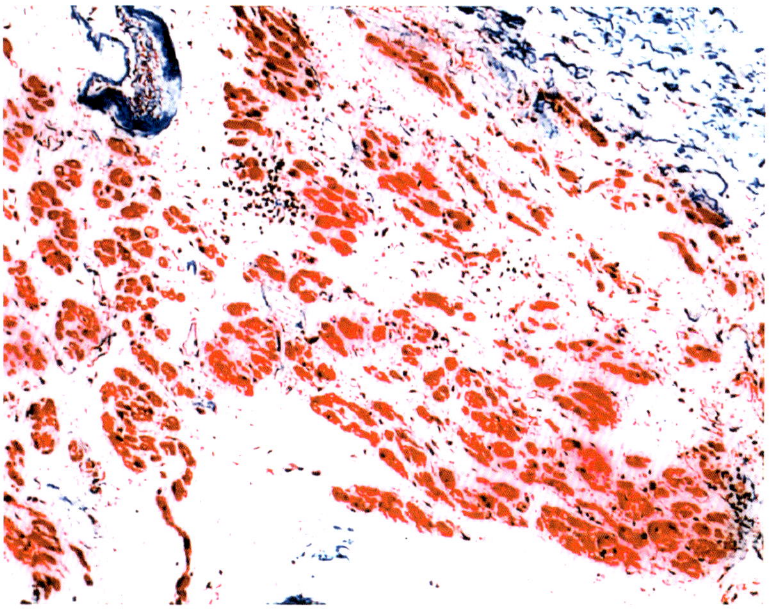

图9-10　HB炎
HB分叉部有一炎性出血灶（Masson三色×20）

4. 其他

病史：刘某，男，8岁。因风湿性心肌炎，发热、心动过速，在住院睡眠中猝死。尸检示风湿性心内膜炎伴发HB炎及LBB炎。

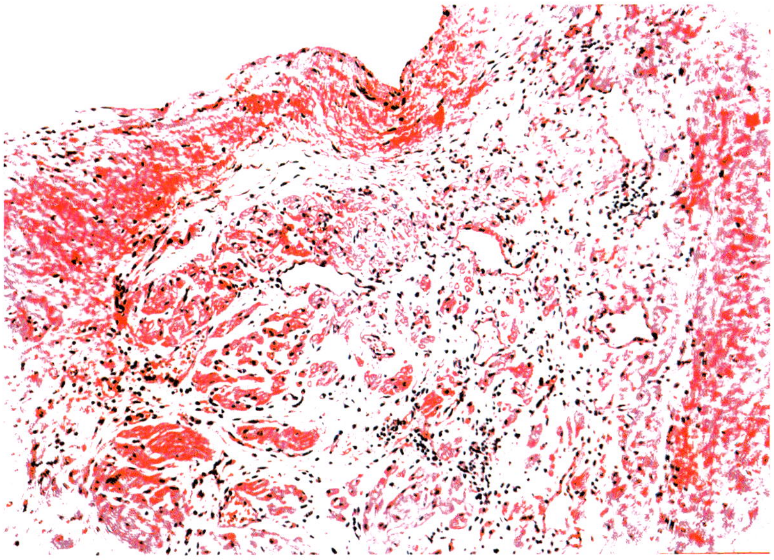

图9-11（a）　风湿性HB炎
HB分叉部充血、水肿，淋巴细胞浸润（HE×50）

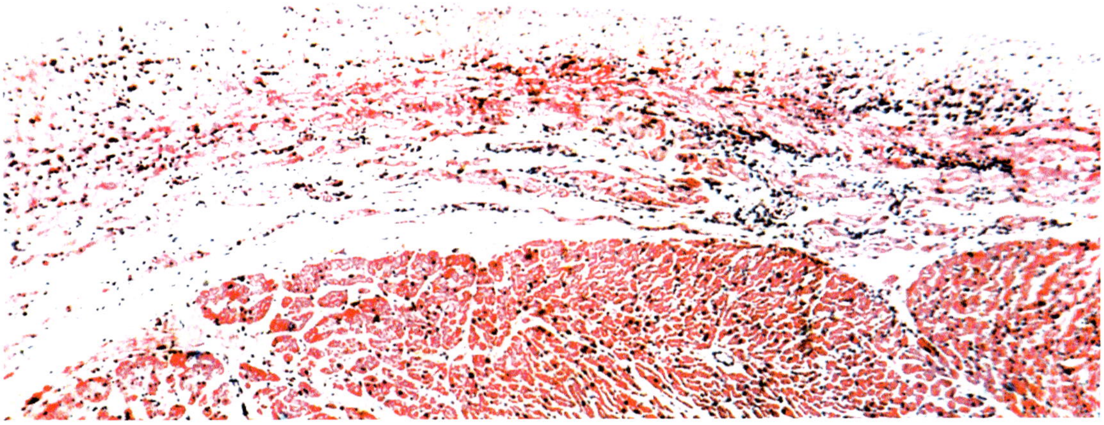

图9-11（b）　风湿性心内膜炎累及LBB
心内膜及其相邻LBB内弥漫性炎细胞浸润（HE×16）

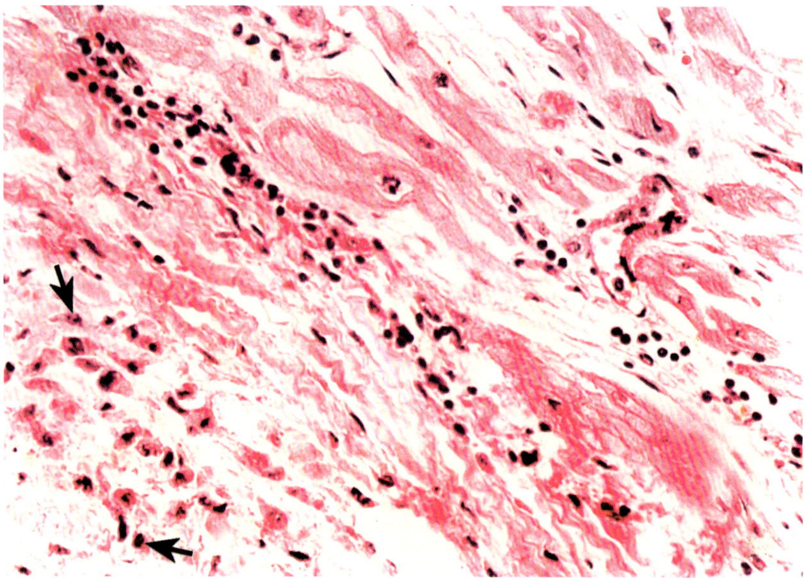

图9–11（c） 风湿性心内膜炎累及LBB

LBB束细胞间炎细胞浸润，并见一风湿小结（↑），间质水肿（HE×200）

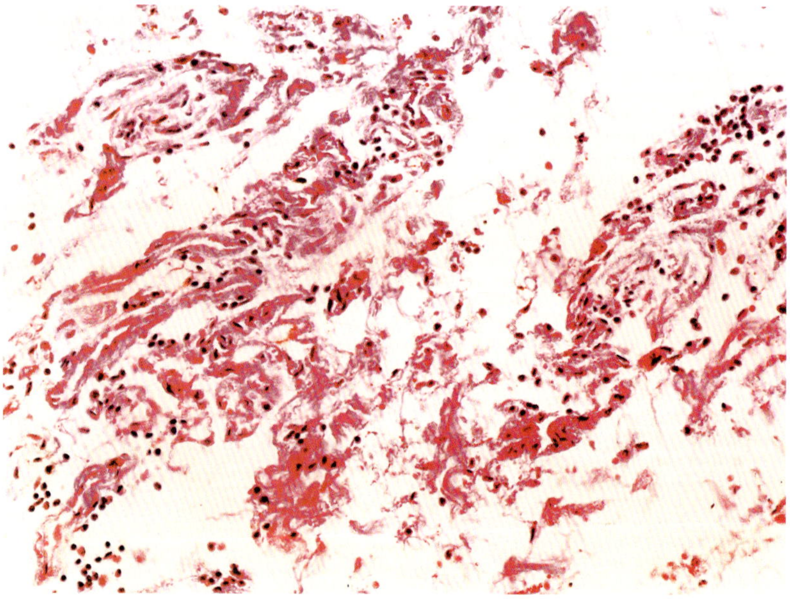

图9–11（d） SAN结周神经炎

SAN周围神经束内淋巴细胞、单核细胞浸润（HE×25）

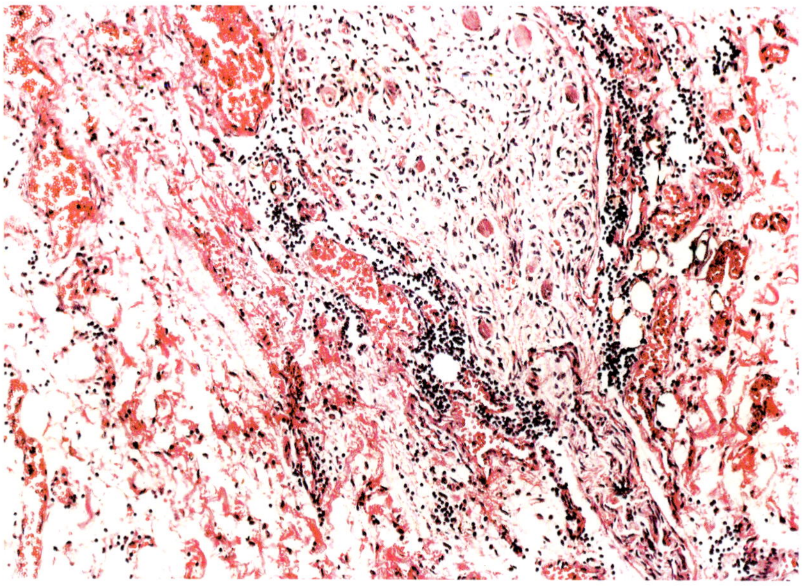

图9–11（e） 结周神经节周围炎

SAN外神经节周围间质内单个核细胞浸润（HE×33）

病史：于某，男，18岁。争吵中猝死。尸检除见CCS有肿瘤外，余无病变。

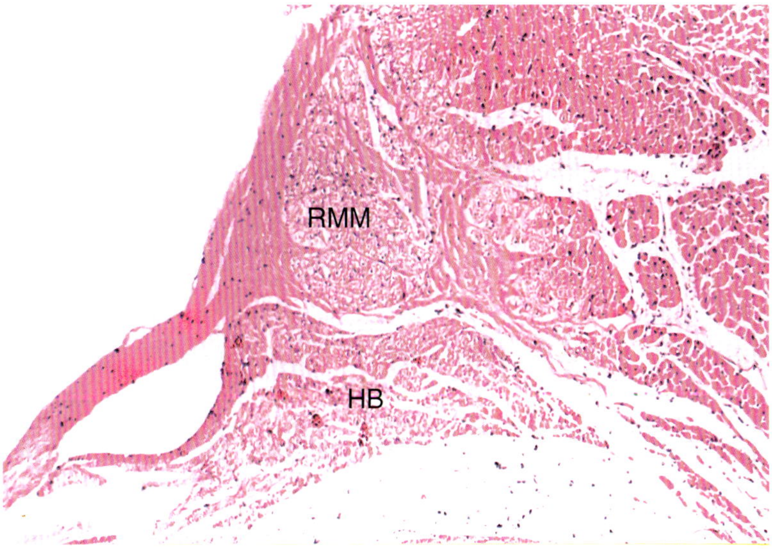

图10-8（a）　室间隔横纹肌瘤

HB分叉部被位于其上方的一个心横纹肌瘤（RMM）压迫，呈马鞍状（HE×20）

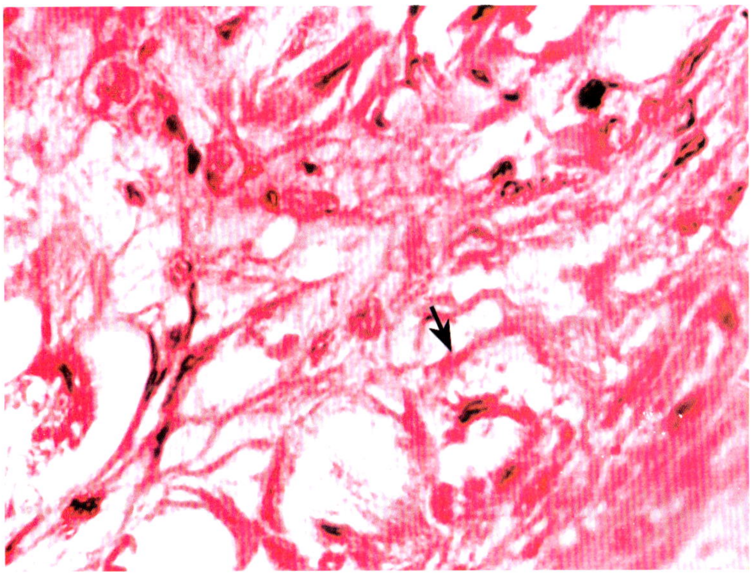

图10-8（b）　室间隔横纹肌瘤

瘤细胞大小不等，胞浆空，见到蜘蛛细胞（↑）（HE×200）

2. 心脏传导系统继发性肿瘤

病史：周某，女，64岁。死于恶性淋巴瘤。

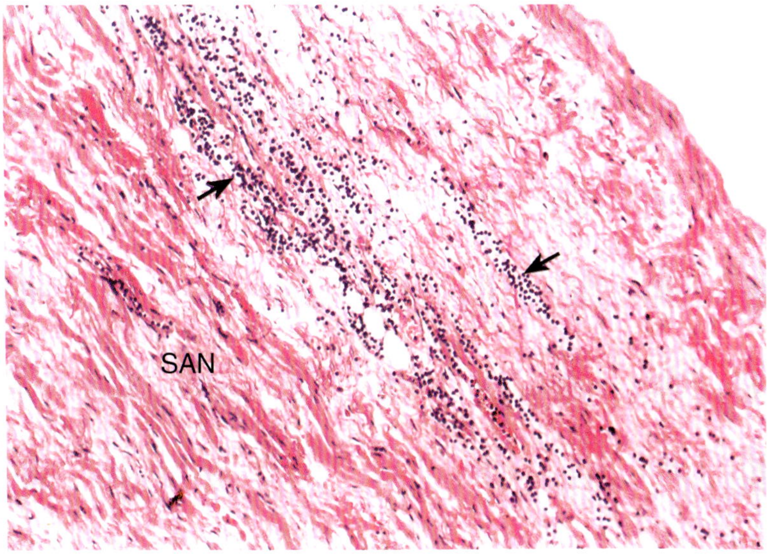

图10-9（a）　恶性淋巴瘤

肿瘤细胞（↑）浸润于SAN周缘心外膜下（HE×33）

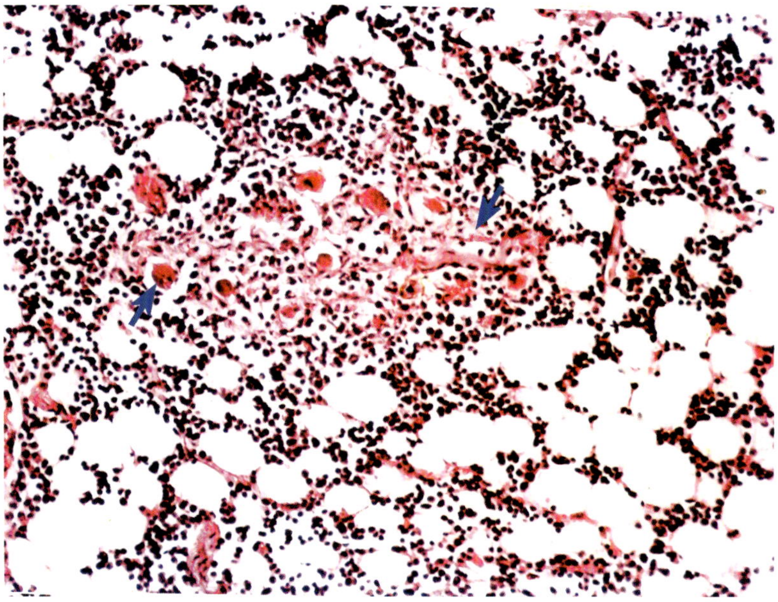

图10–9（b） 恶性淋巴瘤
瘤细胞浸润SAN周围神经节（↑）（心脏神经病）（HE×100）

病史：王某，女，62岁。死于淋巴细胞性白血病。

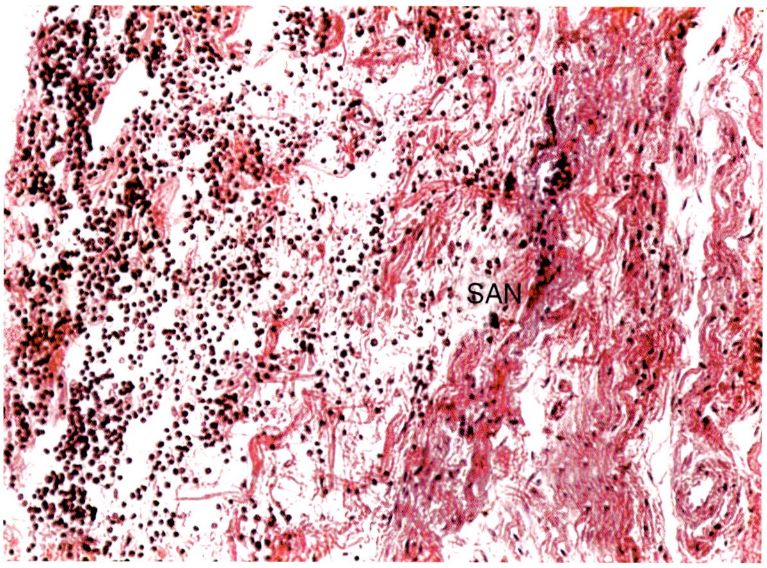

图10–10（a） 淋巴细胞性白血病
小圆形瘤细胞浸润心外膜，波及SAN（HE×10）

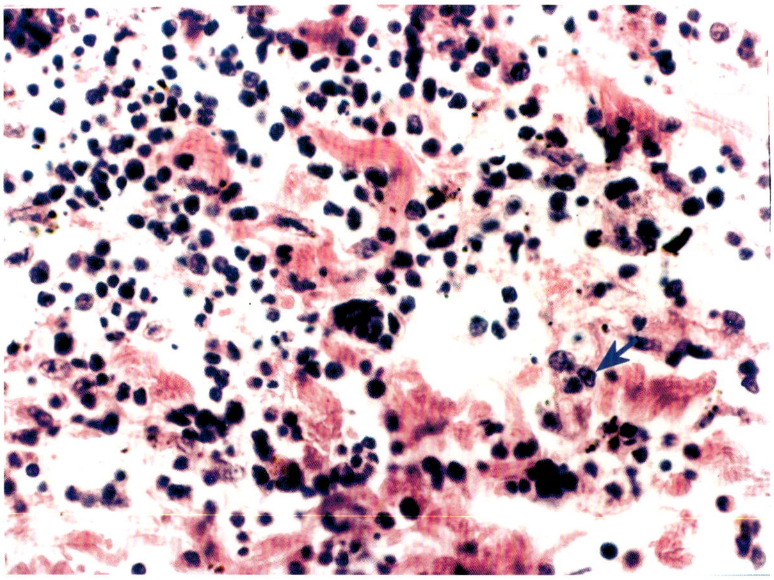

图10–10（b） 淋巴细胞性白血病
淋巴细胞异形性明显，有核分裂（↑）（HE×200）

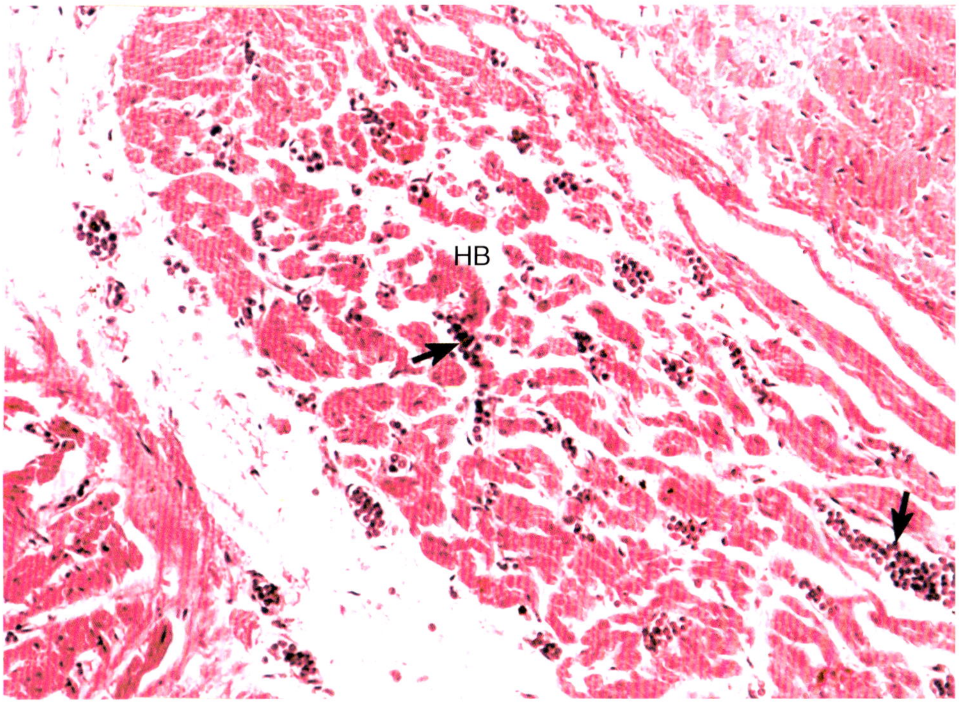

图10-10（c）　HB淋巴细胞性白血病
HB分叉部脉管内充满瘤细胞（↑）伴小灶性浸润（HE×50）

病史：史某，男，63岁。因呼吸困难被诊断为渗出性胸膜炎而入院治疗，入院第五天突然呼吸困难，口唇紫绀，抽搐，死亡。尸检：双侧胸腔积液，胃小弯有一1.3 cm×1.5 cm溃疡，右心耳嵴顶见一大小为1.0 cm×1.7 cm×1.5 cm的实性肿块，切面灰白色。镜检证实胃未分化性癌伴淋巴结、肺淋巴管及心脏SAN转移和癌性胸膜炎（王泰龄教授提供）。

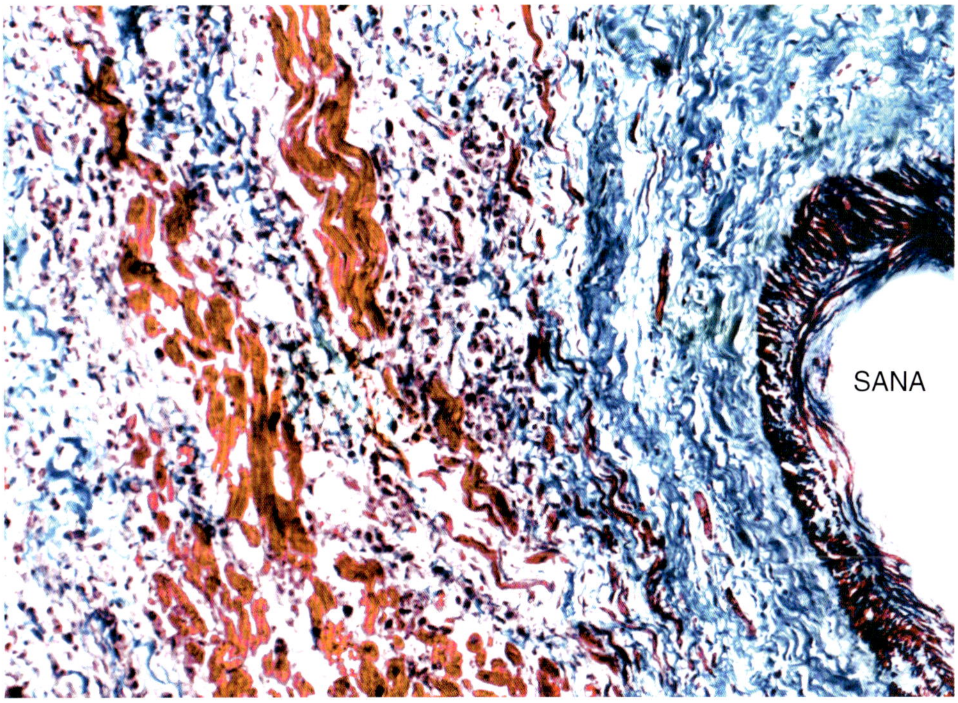

图10-11（a）　SAN转移癌
SAN头部癌细胞浸及SAN达中央动脉（SANA）旁（Masson三色×40）

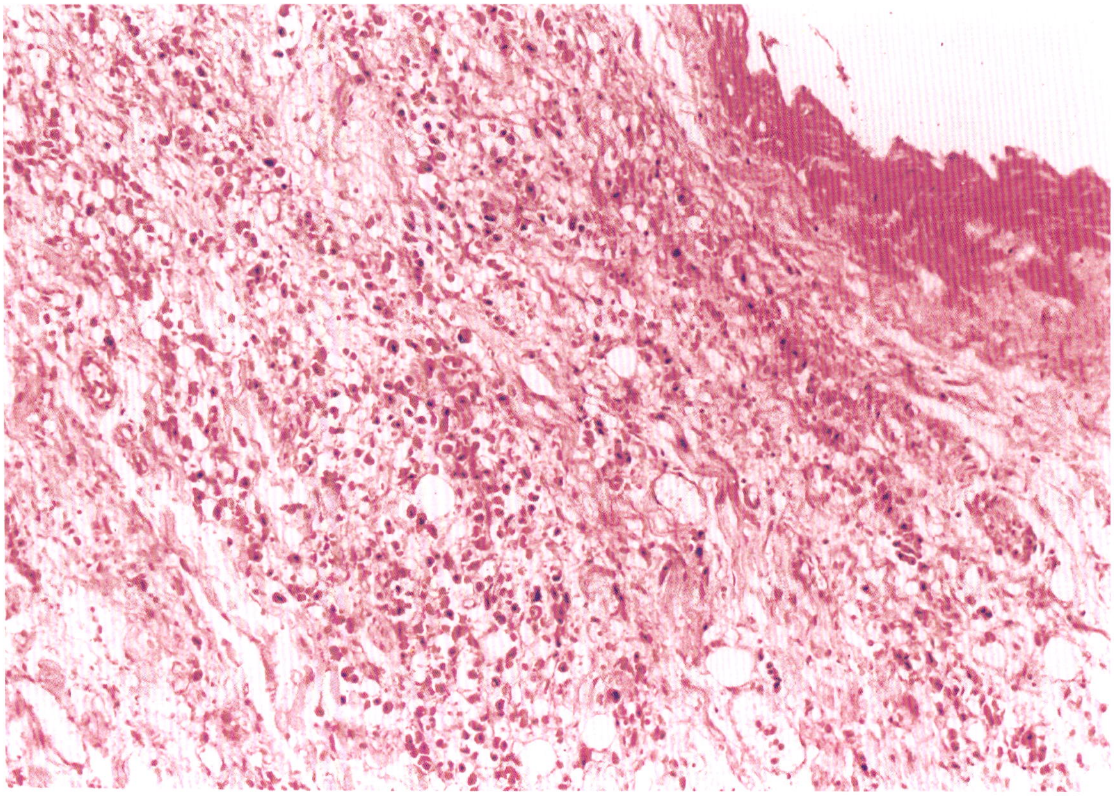

图10-11（b） SAN转移癌
SAN头体交界部被癌组织破坏，癌细胞胞浆内出现中性黏液（PAS阳性—紫红色颗粒）（AB-PAS×100）

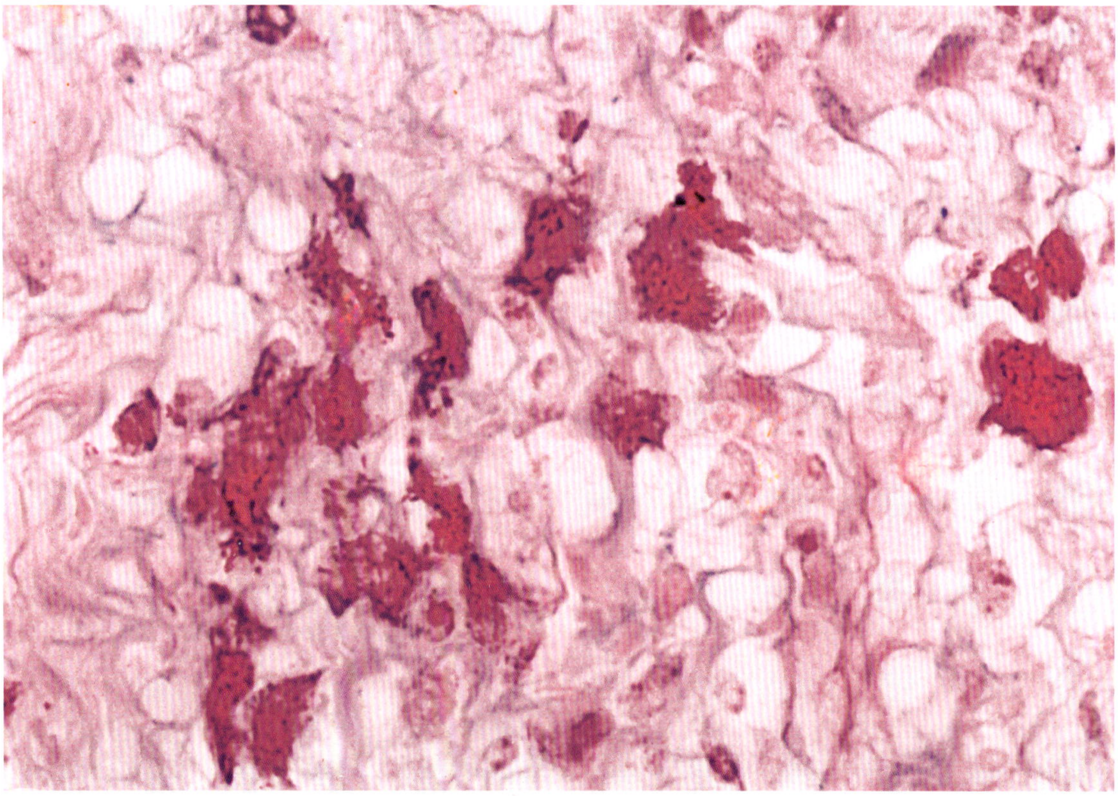

图10-11(c) SAN转移癌
癌细胞胞浆内出现紫红色颗粒（AB-PAS×600）

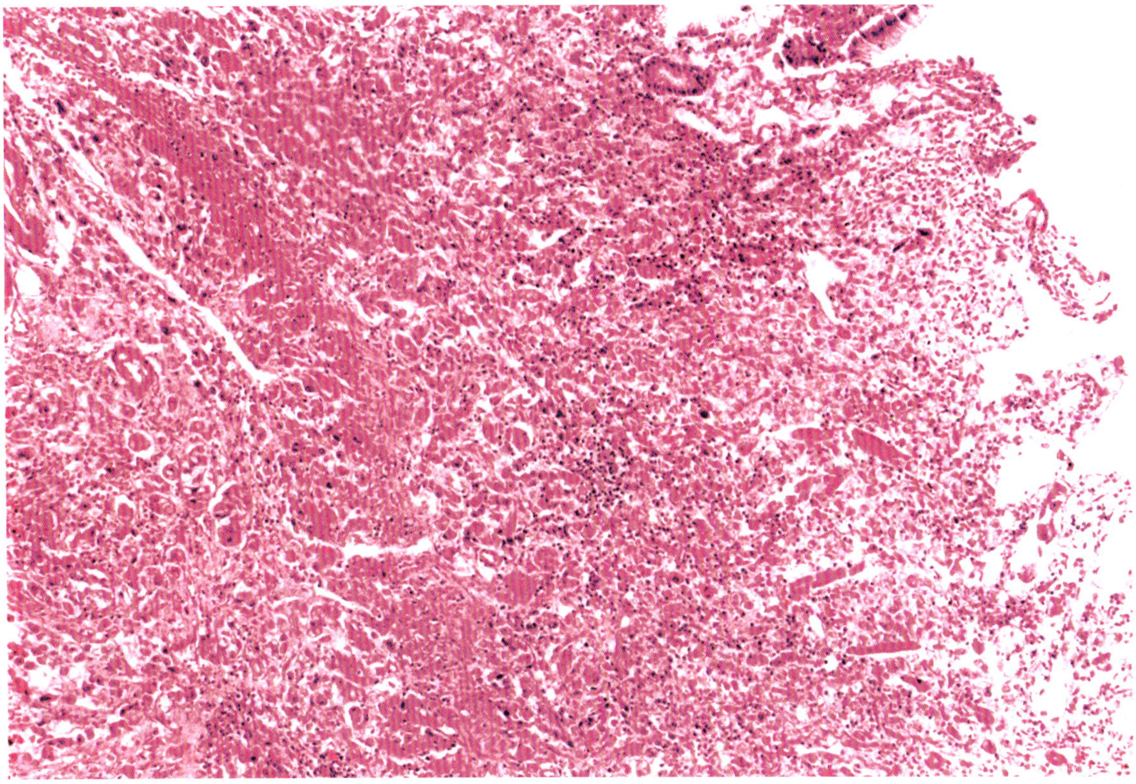

图10-11（d）　胃未分化性癌

胃小弯部黏膜固有层及黏膜下层癌细胞弥漫性浸润（HE×50）

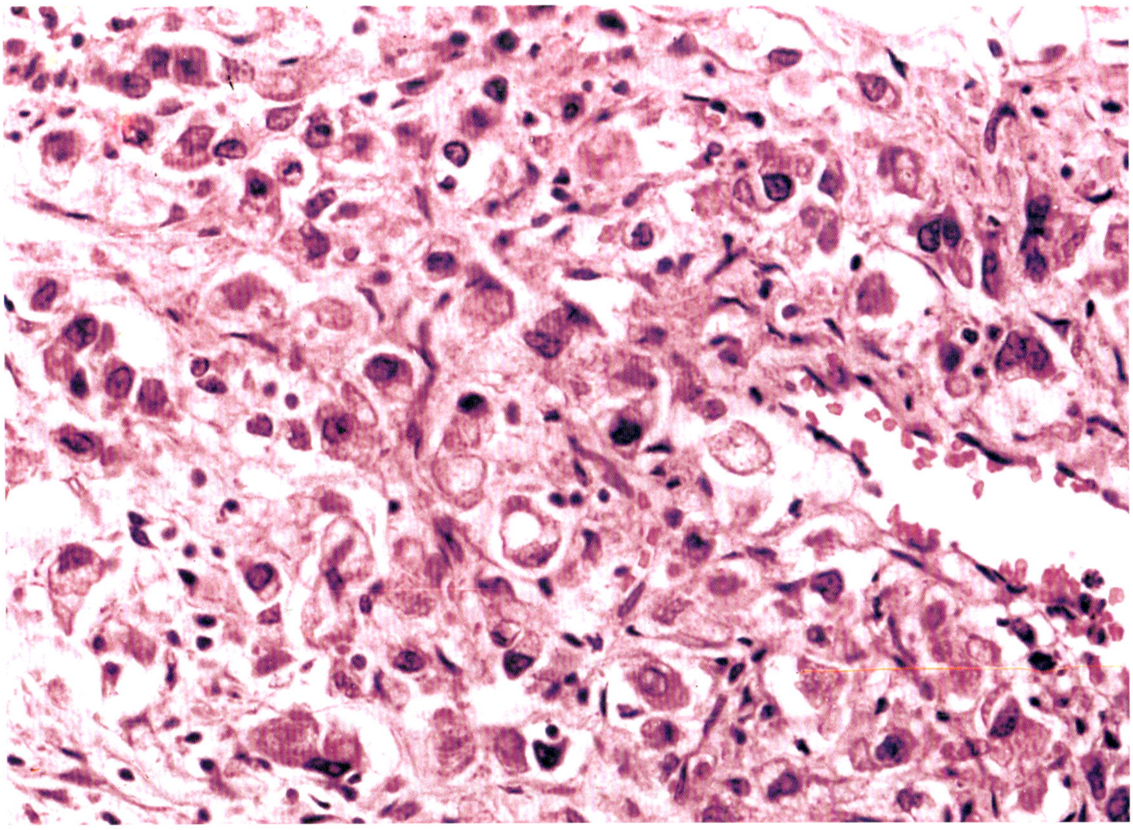

图10-11（e）　胃未分化性癌

癌细胞胞浆内含黏液，核偏位（HE×200）

第十一章　心脏传导系统发育异常

发育异常也就是畸形（monster terata），是超出变异范围的异常形态，它是由于形态结构的过度形成和部分正常形成受阻或缺少，以及部位变动重新构筑成的。笔者在120例心性猝死CCS观察分析中，见有54例死于CCS疾病，而在54例中发现死于CCS发育异常有8例（14.8%），其中3例伴有先天性心脏畸形。以上数据表明：心源性猝死中CCS病变占首位，而畸形几乎占CCS病变中1/6，患先天性心脏畸形易伴发CCS发育异常。

CCS发育异常包括发育障碍和结构异常两大类：

（1）CCS发育障碍。成人其CCS组织结构发育程度尚未能达到正常成熟状态，称为“CCS发育障碍”。可单发于SAN、AVN、HB或LBB、RBB，也可发生于两处以上甚至整个CCS。病理形态学表现可见7种：①CCS的结细胞、束细胞与间质比例、分布异常。常呈现间质过多，细胞数量明显减少（严重者稀少），或是局部间质灶性增多。②SAN、AVN、HB及LBB组织或细胞的移位。组织移位可有全部/部分组织移位两种。正常AVN位于右心房间隔下部、冠状窦口至膜性室间隔后缘之间、CFB以外。当部分AVN（多于1/2的AVN组织）或全部组织移入CFB内，占据HB穿中心纤维体部的位置时，即属病理性AVN移位；或是P细胞、T细胞、Purkinje细胞呈束状移位到HB内，也偶有单一种细胞移位者。③体积过小。若某一部分结构体积不及正常值范围之1/2者，可认为体积过小，常与第一种伴同共存，或是表现为一个AVN被心房肌分隔，呈几小团AVN组织散在现象，也可见稀疏几小束HB或AVN细胞散布于脂肪组织中。④神经发育异常。包括分布于SAN的神经或神经末梢突触数量的减少。⑤房室束房室结化。表现为AVN不发育（缺如），而在HB分叉部出现一个类似AVN的结构，即在室间隔肌顶部或在左侧室间隔上部心内膜下，有一由网状排列的T细胞构成的细胞团，其间有一酷似AVN动脉的血管走行，该细胞团靠着一块类CFB的致密胶原纤维板。⑥胎儿型AVN。是指成人时期心脏仍保留着胎儿时期的AVN形态，即AVN位于CFB内（相当于HB穿CFB所在处），部分结组织伸展入其四周的CFB，并呈大小不等的岛状分布，岛内部分结细胞的核固缩、胞浆空泡变性。这些在胎儿发育过程中所出现的细胞岛，应被吸收、消失，因没有完成发育阶段保留下来而得名。⑦某部分缺如。组织经连续切片、间断取片，全部切片经显微镜观察后，证实某一部分缺少时，方可确诊为缺如。

（2）CCS结构异常。正常人心脏的自发节律是由原发起搏点——SAN产生去极化波，并通过传导通道，即SAN—INT—AVN—HB—LBB、RBB，把冲动传导至心房、心室，以激动各部分心肌。若于正常的传导通路外存在着其他异常传导途径，谓之传导附加束。现已知有5种：①房室旁道（又称房—室附加束、房室肌肉附加束、Kent束）：此附加束由普通心肌组织构成，从右心房或左心房跨过右侧或左侧房室沟，进入心室外膜下肌层，不经AVN、HB，直接连接心房肌与心室肌。②房束旁道（心房—希氏束）：它是连接心房与HB或其分支部分的附加束。③房室结间通道（James纤维）：它是连接SAN和AVN下部或HB的附加束。④结室旁道（结—室附加束、Mahaim纤维）：此附加束从房室连接区的近端连到室间隔。⑤束室旁道（房室束—心室附加束、Mahaim纤维）：常由普通心肌构成，连接房室束或束支至心室肌。这些附加束可见于婴儿、儿童，大多到成人已消失，部分人尚保留着附加束，尤以Mahaim纤维多见，其中有的人可发病。由于附加束的传导途径比正常传导通道短，可将SAN发出的冲动波过早地传导到心室肌，致一部分或全部心室肌除极，使心脏处于预激状态。笔者曾对心源性猝死组与非心脏病死亡组的Mahaim 纤维发病率相比较，结果见心源性猝死组比非心脏病死亡组高10倍（$P<0.01$），198例心源性猝死者中有5例与Mahaim纤维有关。

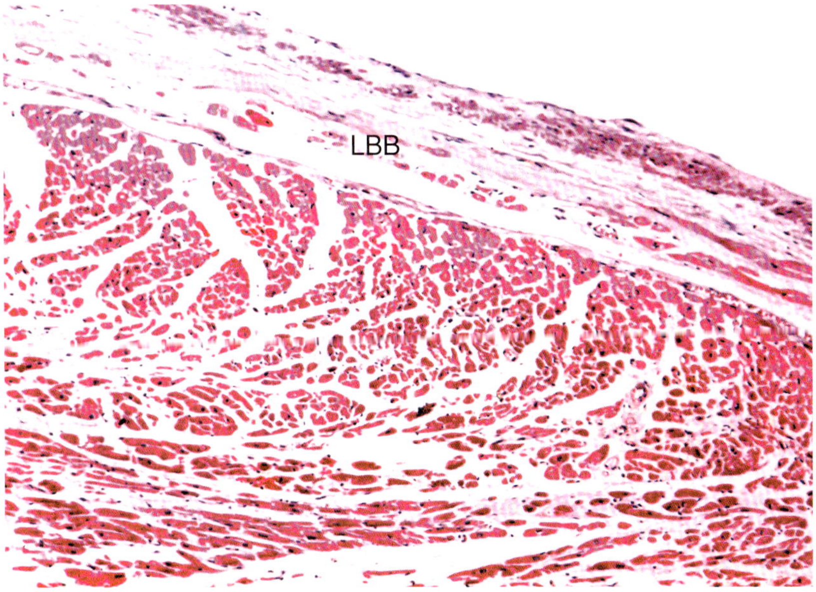

图11-6（c）　LBB发育不良

LBB束细胞纤细、稀少，细胞连接中断，间质增生（Masson三色×25）

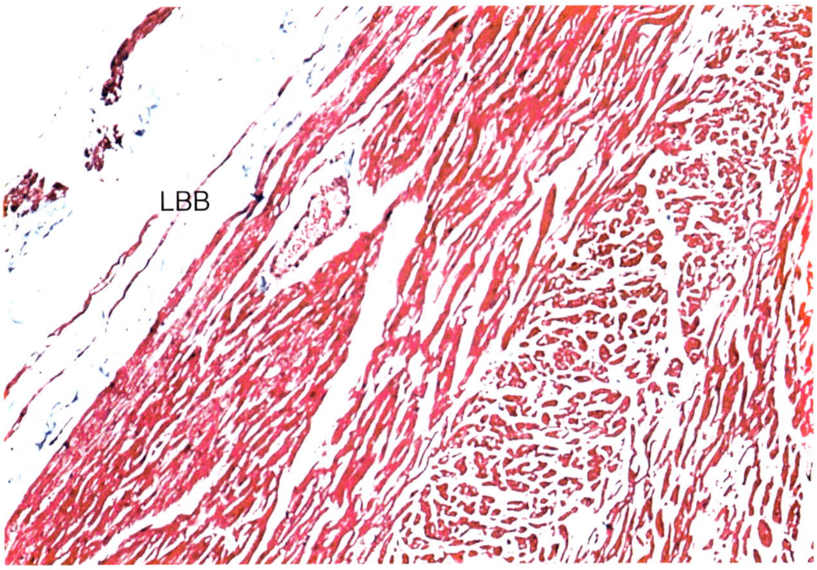

图11-6（d）　LBB发育不良

LBB纤细（Masson三色×10）

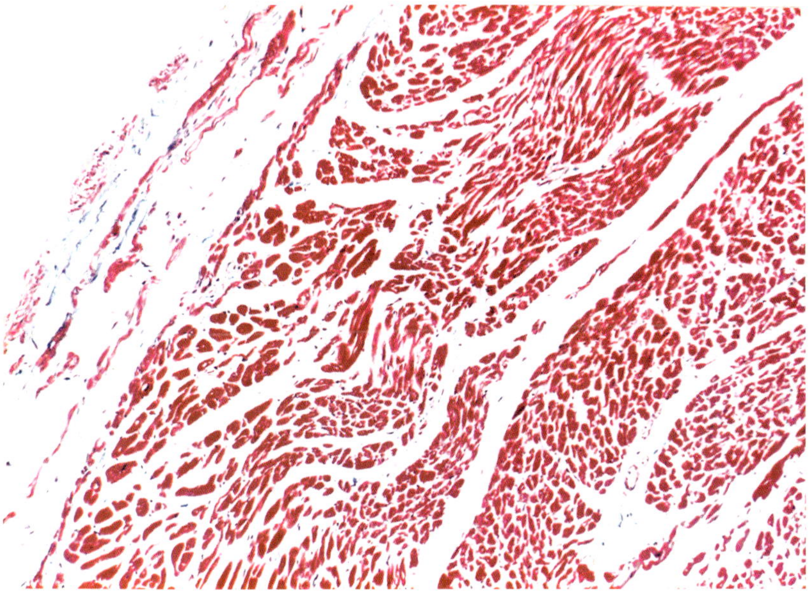

图11-6（e）　LBB脂肪浸润

LBB内脂肪浸润，传导细胞萎缩、中断（Masson三色×10）

病史：汪某，男，33岁。在睡眠中猝死。尸检无心外致死性病变。

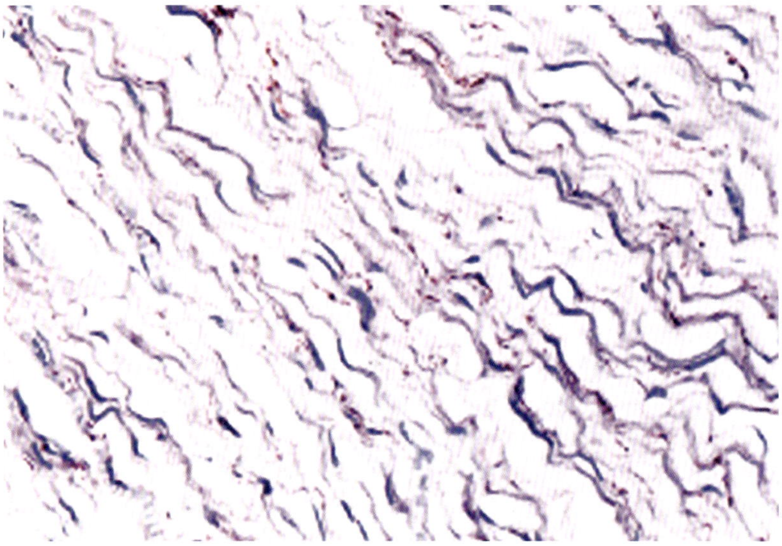

图11-7（a） SAN内Syn减少

SAN内Syn阳性表达较同龄人明显减少（Syn×100）

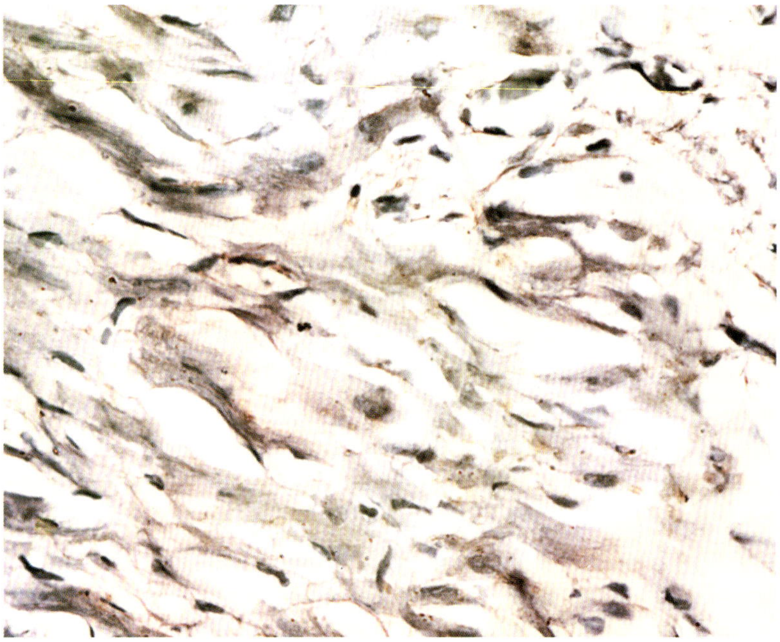

图11-7（b） AVN内Syn减少

AVN内Syn阳性表达较同龄人明显减少而弱（Syn×200）

病史：余某，男，26岁。凌晨1点在去洗手间中猝死。尸检无心外致死性病变。

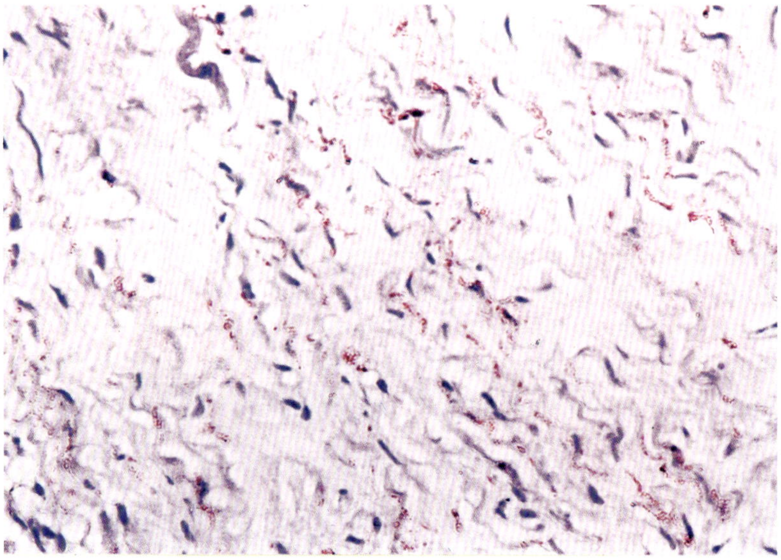

图11-8 SAN内神经Syn减少

SAN内Syn阳性表达较同龄人显著减少（Syn×100）

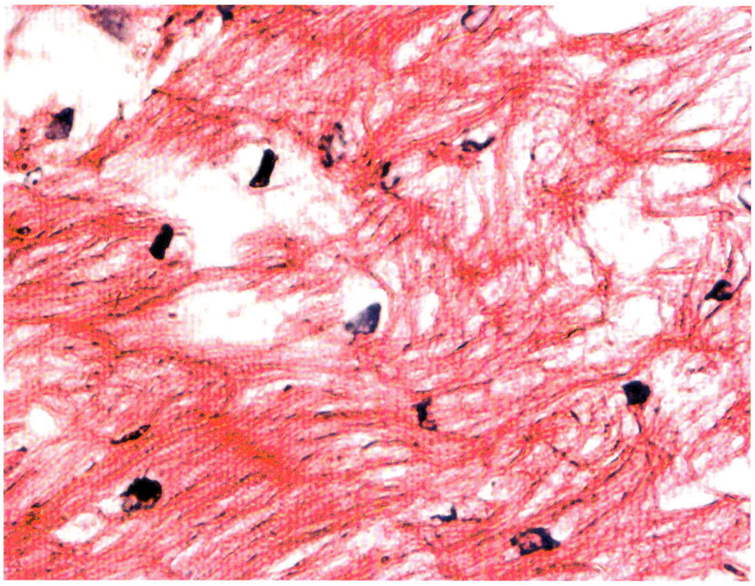

图11–15（d）　HB内Purkinje细胞发育异常

HB分叉部Purkinje细胞闰盘排列紊乱（HE×200）

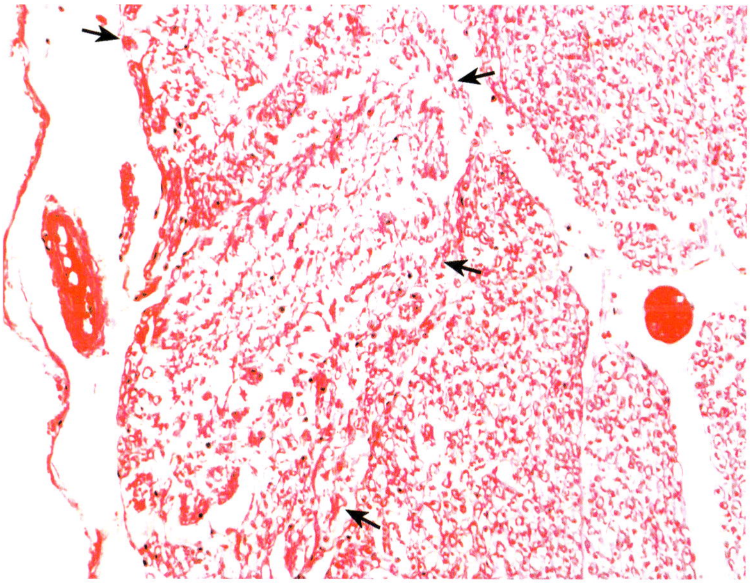

图11–15（e）　HB发育不良

HB局部（↑）束细胞数量稀少（HE×50）

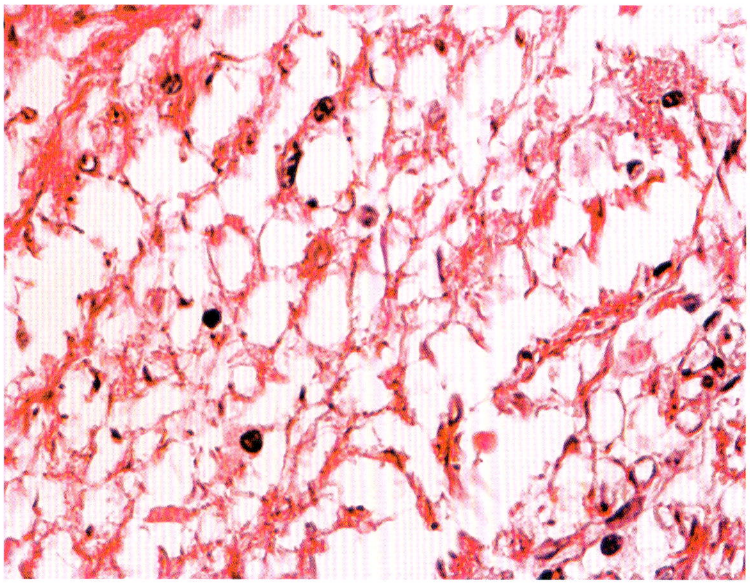

图11–15（f）　HB发育不良

HB内脂肪组织弥漫浸润，偶见束细胞（HE×200）

病史：吕某，男，20岁。睡眠中猝死，死前数日劳动中曾多次发生晕厥。尸检无心外致死性病变。

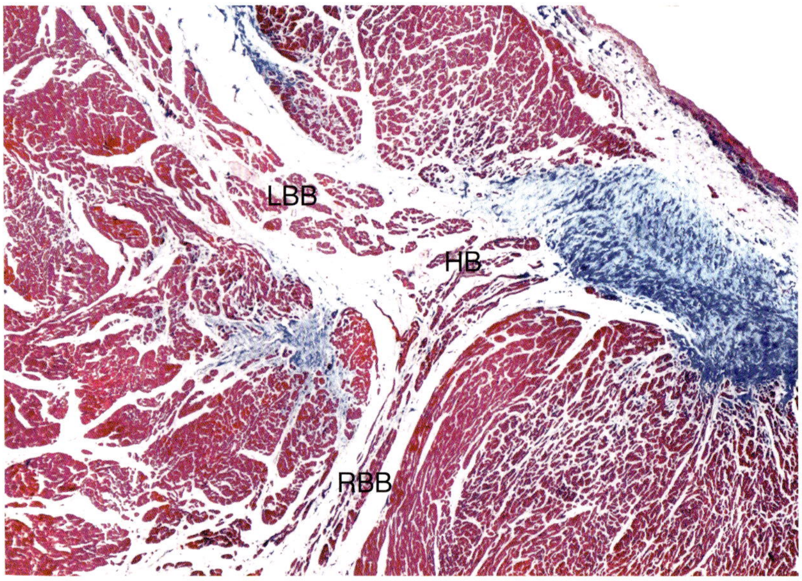

图11–16　HB与LBB移位室间隔肌内

HB下移到心肌内，分出LBB、RBB进入室间隔肌内（Masson三色×10）

病史：邓某，男，27岁。凌晨3点半，自述不适，猝死在车间地上。

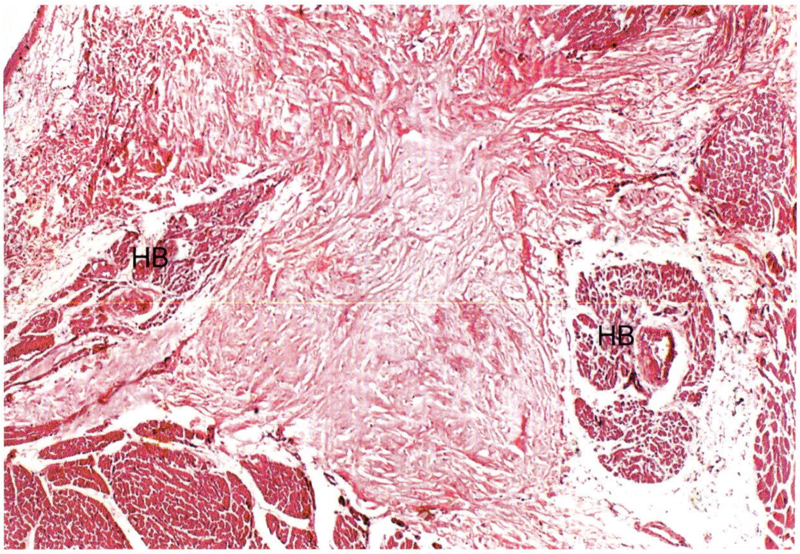

图11–17　HB分叉部被分隔成两部分

HB分叉部被一较大的纤维组织团分隔而成为两部分，束内血管壁明显增厚，玻璃样变性（HE×10）

病史：王某，男，24岁。被3人用拳脚打，踢下肢、肩部和头部而倒地，出现抽搐，一会儿站起来时又被人再踢一脚后倒地、昏迷，即送医院时已死亡（全过程约10 min）。尸检见房室传导系统发育异常。

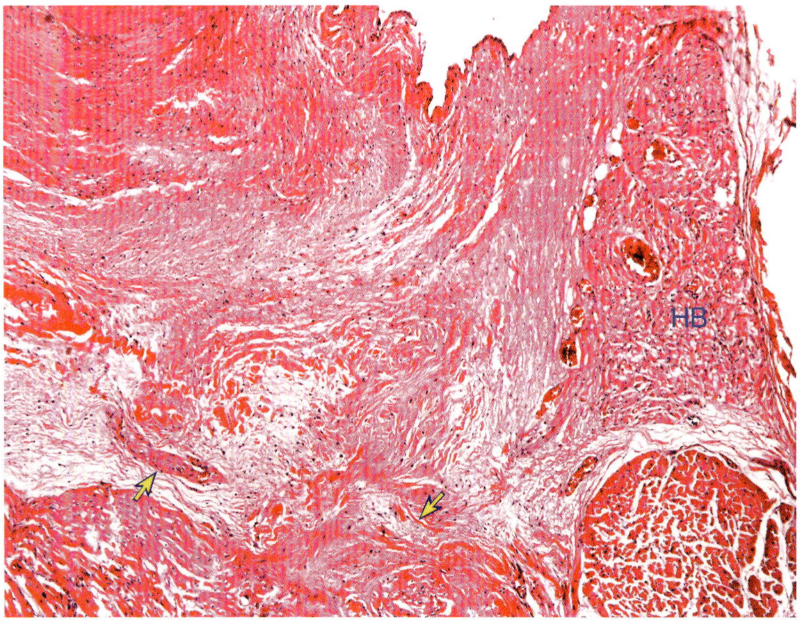

图11–18（a）　HB分叉部右侧移位

CFB扩大挤压HB分叉部致其位于室间隔的右侧面，分出的LBB（↑）跨越室间隔顶走行到左侧心内膜下（HE×50）

病史：黎某，女，23岁。晚上22点睡觉，次日凌晨6时许发现已死亡。尸检除CCS外，未找到致死性病变。

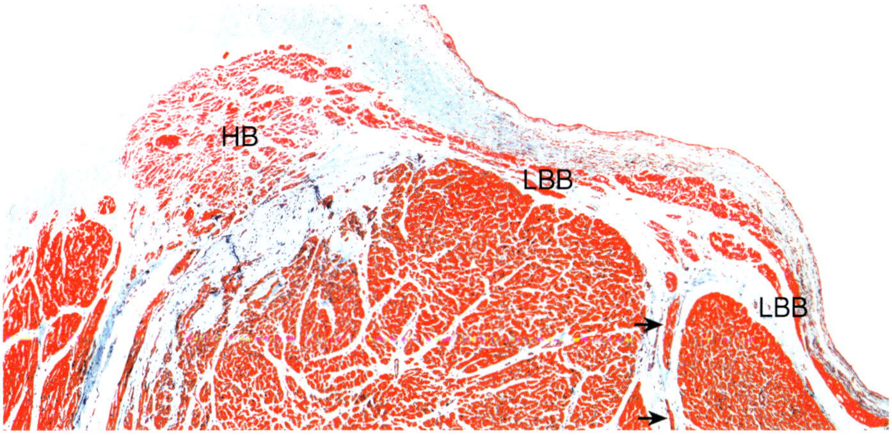

图11-25　Mahaim 纤维

LBB分出一小束纤维（↑），插入室间隔心肌内（Masson三色×10）

病史：杜某，女，17岁。下班后自感疲劳，中午休息期间突然出现口吐白沫后猝死。

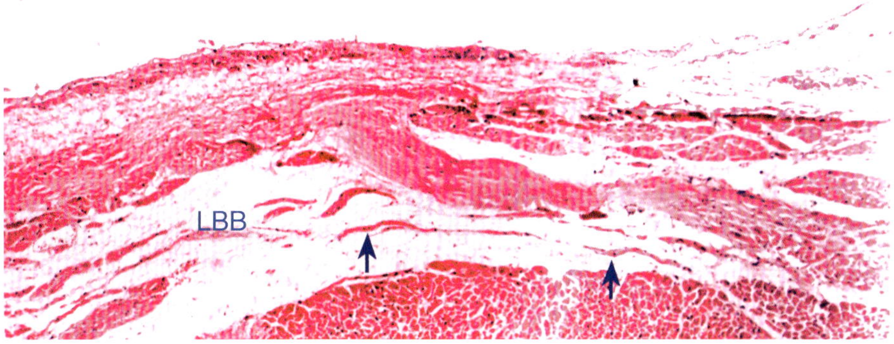

图11-26　Mahaim纤维

LBB起始段分出一小束纤维（↑），插入室间隔心肌内（HE×10）

病史：刘某，男，28岁。晨起边穿裤子边谈笑，突然毫无声息地倒地、抽搐，25 min后送到医院已死亡。尸检心外未找到致死性疾病，见SAN、AVN、HB穿中心纤维体部正常，但分叉部被一束Purkinje细胞代替，LBB及RBB缺如。

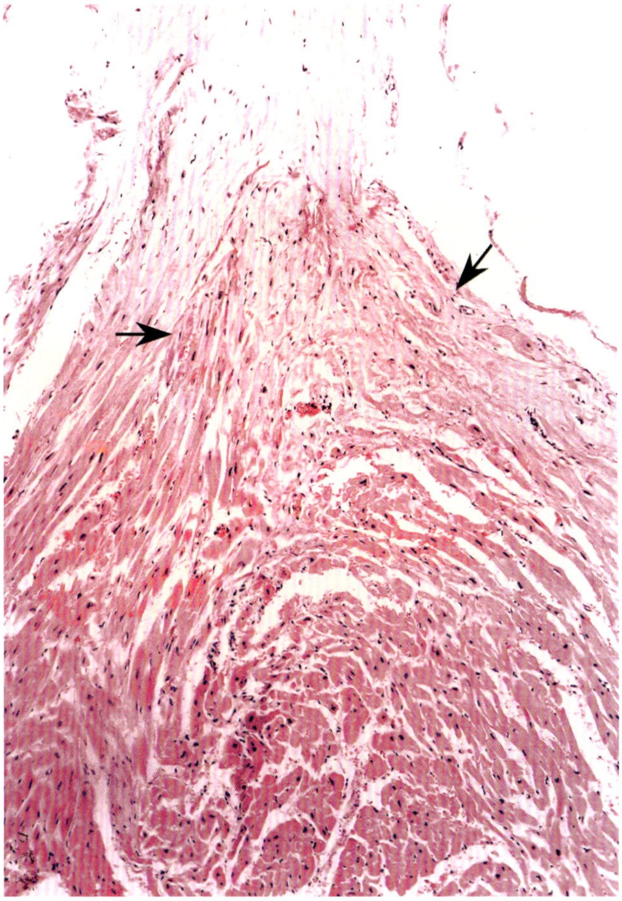

图11-27（a）　Mahaim纤维

“HB分叉部”细胞似Purkinje样（↑）呈扇面状进入室间隔，无肌顶部纤维团（HE×25）

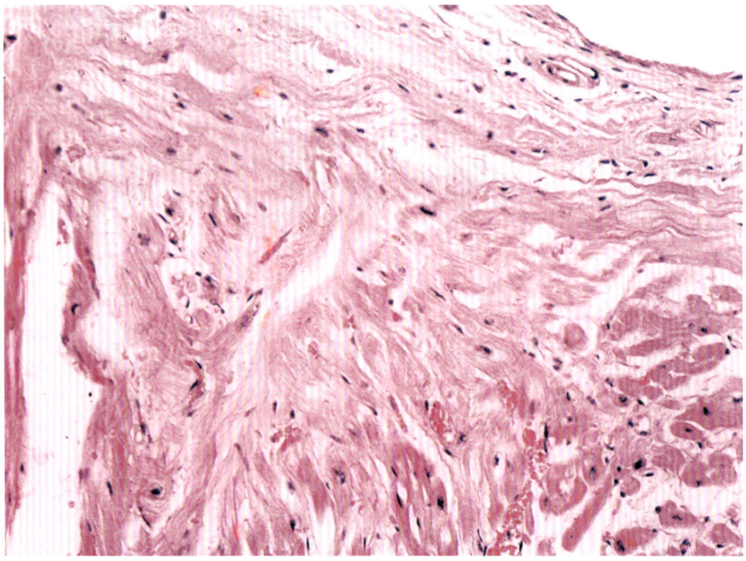

图11-27（b） Mahaim纤维

细胞粗大，淡染酷似Purkinje细胞（HE×50）

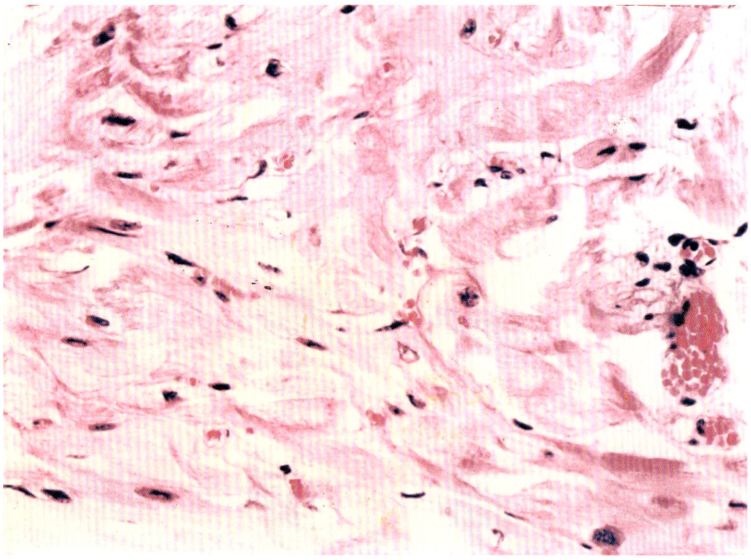

图11-27（c） 类Purkinje细胞束

淡染的Purkinje样细胞与深红染的心肌相互交错（HE×100）

3. 其他（窦房结腱斑）

病史：冯某，女，25岁。睡眠中猝死。尸检未发现损伤、中毒及疾病。

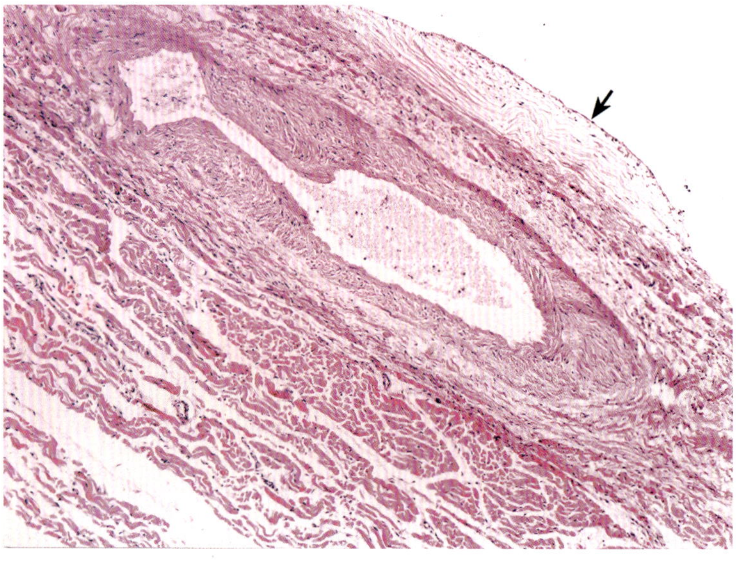

图11-28（a） SAN腱斑

浅表位的SAN头部局部心外膜纤维增生，形成一纤维垫（↑），体积为4.5 mm×4.0 mm×0.8 mm，垫下见粗大结动脉（HE×10）

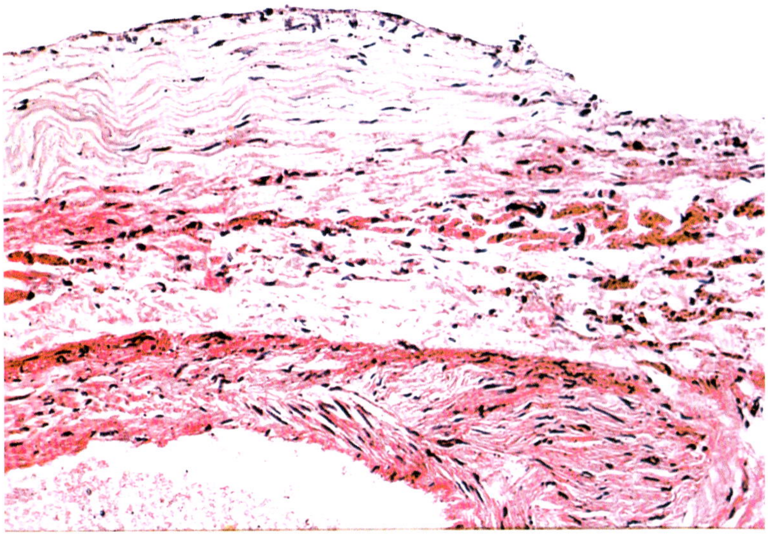

图11-28（b）　SAN腱斑
纤维垫内胶原纤维平行排列，与中央动脉间仅见少量萎缩心房肌散在（HE×50）

病史：苏某，男，19岁。死于脚部感染。

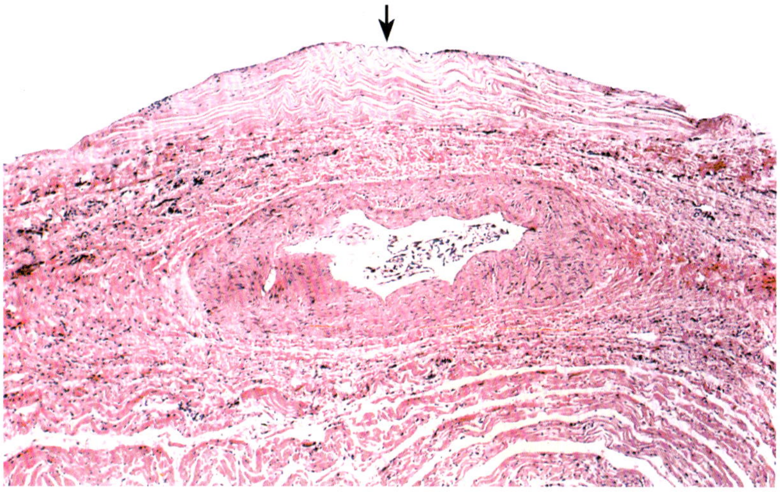

图11-29（a）　SAN腱斑
SAN头部中央动脉厚壁外有纤维垫（2.5 mm×1.0 mm×0.5 mm）形成（↑）（HE×13）

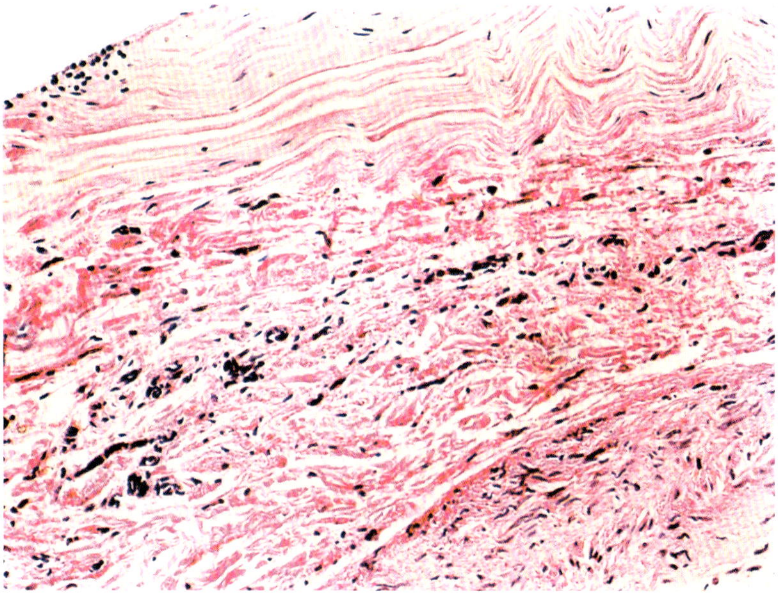

图11-29（b）　SAN腱斑
腱斑由平行排列的胶原纤维构成，局部灶性成纤维细胞增多（HE×50）

病史：杨某，男，20岁。腹部外伤死亡。

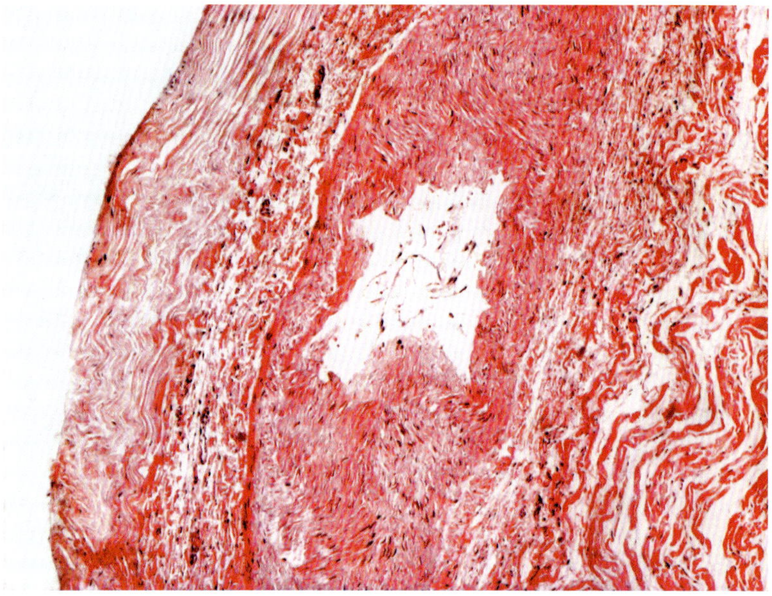

图11-30（a） SAN腱斑

SAN体部中央动脉位于心外膜表层，表面有一纤维垫（1.7 mm×0.6 mm×0.4 mm）形成（HE×33）

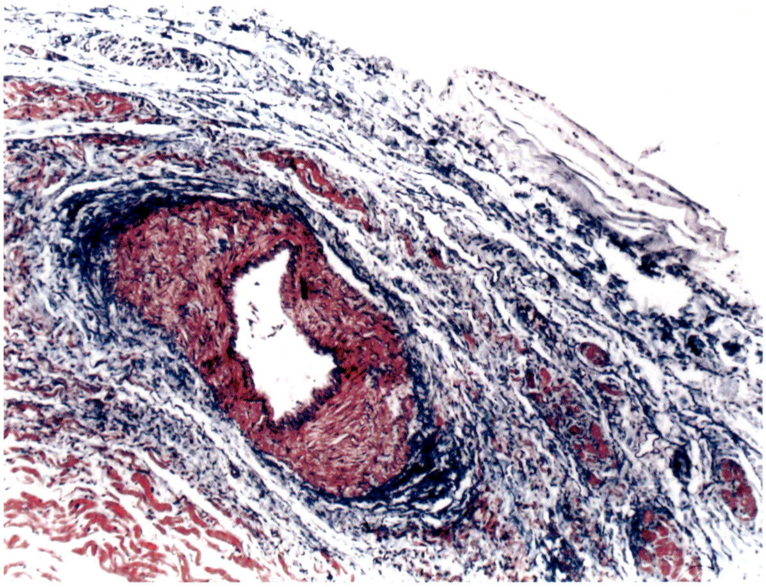

图11-30（b） SAN腱斑

Betty三色染色见纤维垫与结动脉之间起搏细胞减少，胶原纤维增多（Betty三色×20）

病史：陈某，男，32岁。脑外伤后植物人状态，死于坠积性肺炎。

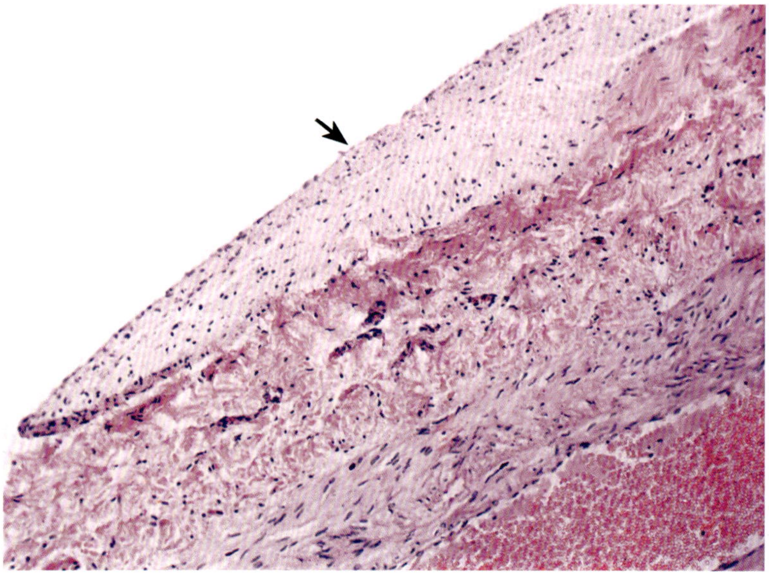

图11-31 SAN腱斑

SAN体部中央动脉偏位到心外膜下，表面有一纤维垫（0.7 mm×0.3 mm×0.3 mm）形成（↑）（HE×13）

第十二章　其他病变

1. 心脏传导系统淀粉样变性

心脏淀粉样变在中国不多见，但随着我国人民寿命的延长、饮食结构的改变，淀粉样变性病有增多的趋向。心脏淀粉样变同时累及CCS时，常导致窦性心动过缓和传导阻滞。

淀粉样变性按病因分有原发性和继发性两种，按病理学分有全身性和局部性两类，但CCS的淀粉样变性形态所见无明显差别。CCS淀粉样变以SAN最重，房室传导系统轻，后者有由近侧（AVN）至远部（LBB）逐渐加重倾向。镜下于结细胞、束细胞间有HE染色，呈嗜伊红均质性物沉着，尤以血管及其周围间质为多，伴纤维化。淀粉样物Masson三色染色为紫蓝色，无结构物，刚果红染色呈橘红色，后者在偏光镜下呈黄绿色双折光性。病变部结细胞、束细胞萎缩和/或胞膜增厚。

病史：魏某，女，79岁。心脏功能衰竭死亡。心重550 g，冠状动脉左前降支粥样硬化管腔狭窄Ⅱ级。

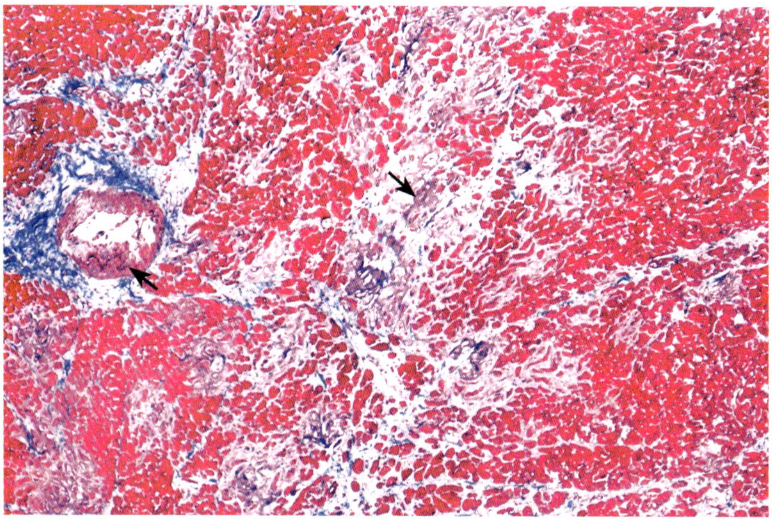

图12-1（a）　左心室心肌淀粉样变性

心肌间质和血管壁内淀粉样物沉积（↑），局部心肌细胞萎缩（Masson三色×13）

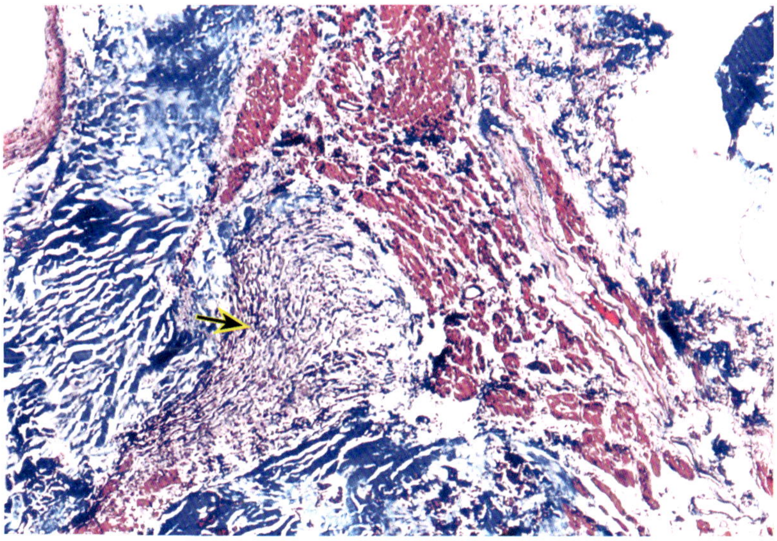

图12-1（b）　HB淀粉样变性

HB分叉部左侧及LBB起始部淀粉样物沉积（↑）（Masson三色×20）

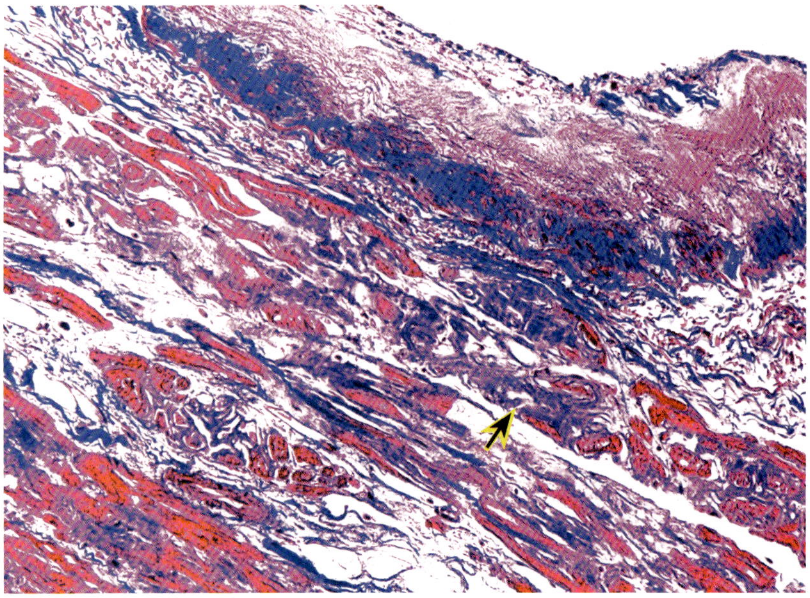

图12-1（c） LBB淀粉样变性

淀粉样物弥漫沉积（↑）在Purkinje细胞周围（Masson三色×25）

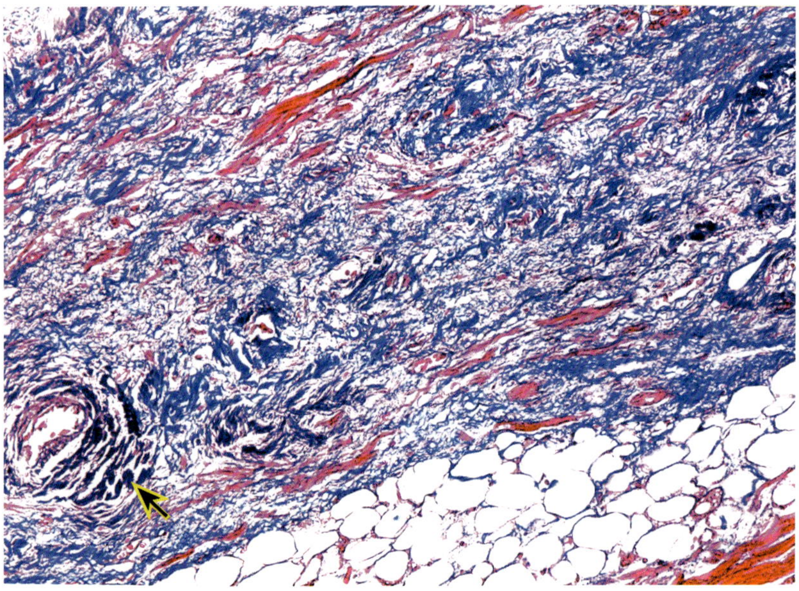

病史：蔡某，男，60岁。股骨颈骨折术后两天死亡。临床诊断：淀粉样变性病，肾功能衰竭。心重450 g，冠状动脉正常。SAN、AVN、HB和LBB均有淀粉样物沉积。

图12-2（a） SAN淀粉样变性

SAN广泛纤维化（70%），其间可见大小不等的紫蓝色淀粉样物（↑）散在，尤以血管及其周围为多（Masson三色×33）

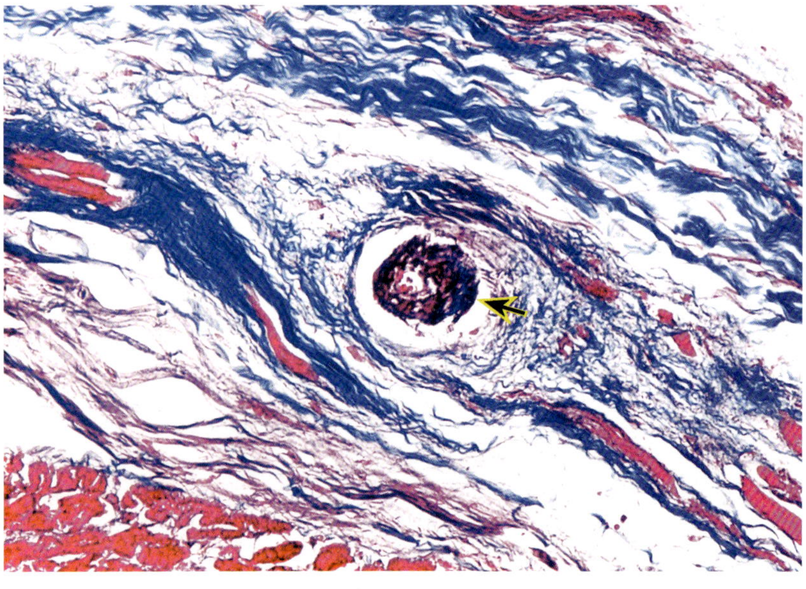

图12-2（b） LBB小动脉淀粉样变性

小动脉壁明显增厚，紫蓝色淀粉样物沉着（↑），管腔狭小，束细胞中断、减少（Masson三色×50）

病史：王某，男，58岁。风湿性心脏瓣膜病心力衰竭，死于毛地黄中毒。解剖见全身性淀粉样变病。心重560 g，冠状动脉左前降支及旋支动脉粥样硬化管腔狭窄Ⅳ级，右Ⅱ级。

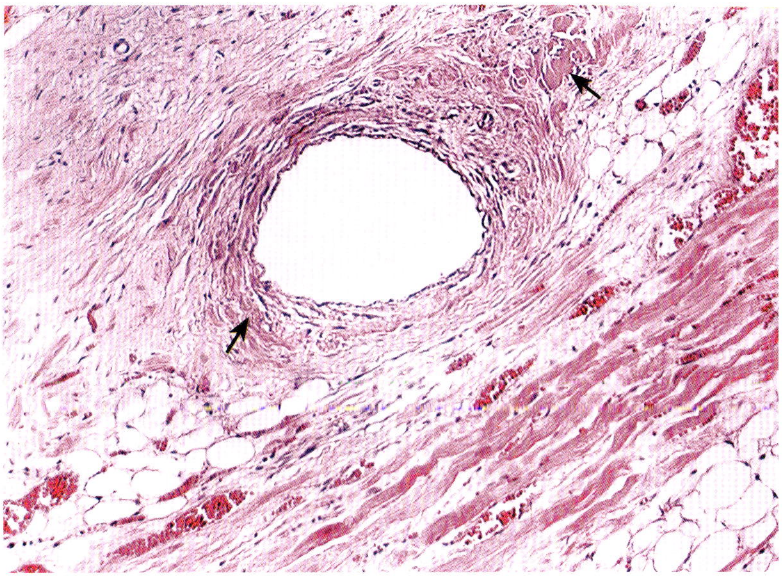

图12-3（a）　SAN结动脉淀粉样变性
SAN中央动脉壁及其周围淀粉样物（↑）沉着（HE×13）

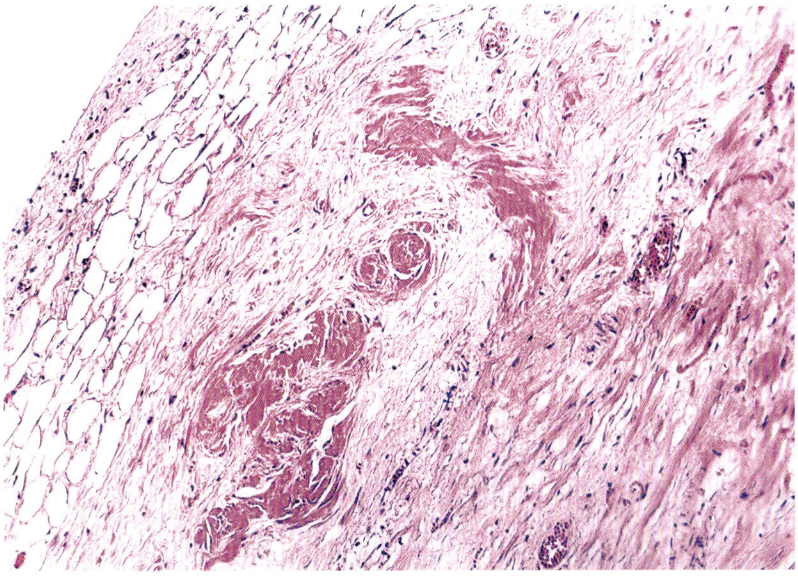

图12-3（b）　SAN淀粉样变性
SAN内片、块状嗜伊红均质性淀粉样物沉积（HE×13）

病史：廖某，女，87岁。冠心病猝死。心重530 g，左冠状动脉主干动脉粥样硬化管腔狭窄Ⅵ级，心外器官无淀粉样变性。

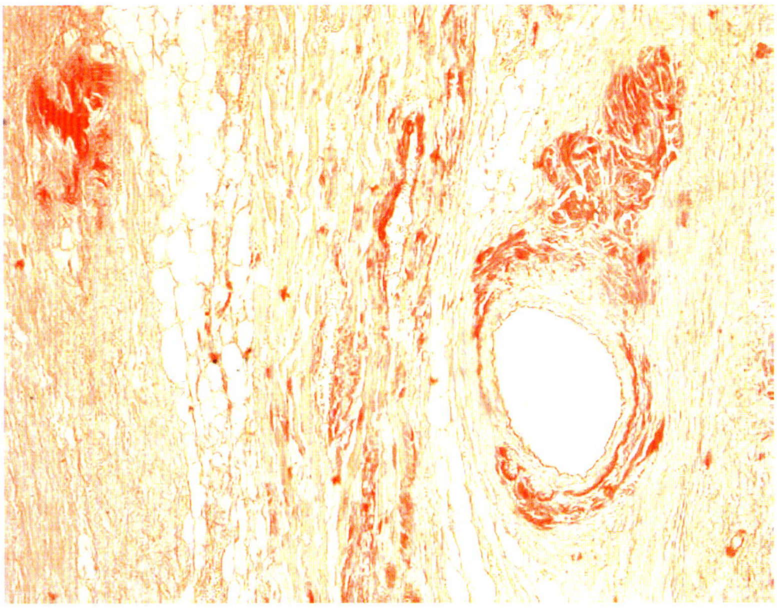

图12-4（a）　SAN淀粉样变性
刚果红阳性淀粉样物在光镜下呈橘红色（↑）（刚果红×100）

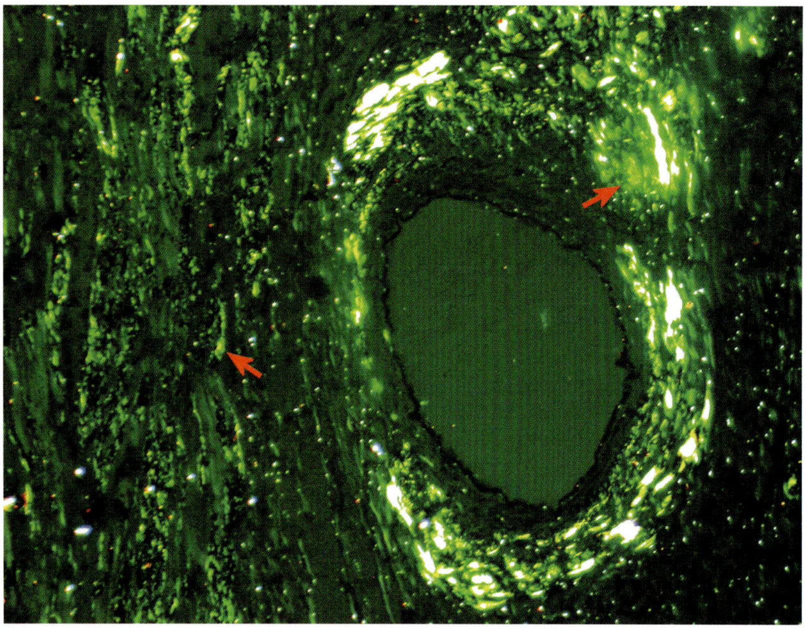

图12-4（b） SAN淀粉样变性

刚果红阳性淀粉样物在偏光镜下呈黄绿色双折光性（↑）（刚果红×50）

病史：李某，女，90岁。发现死于卧室床前地板上。心重500 g；心室壁厚：右0.6 cm 、左2.0 cm，室间隔1.9 cm；冠状动脉粥样硬化管腔狭窄：左前降支Ⅲ级，左旋支和右冠状动脉均为Ⅰ级。心外器官无淀粉样变性。

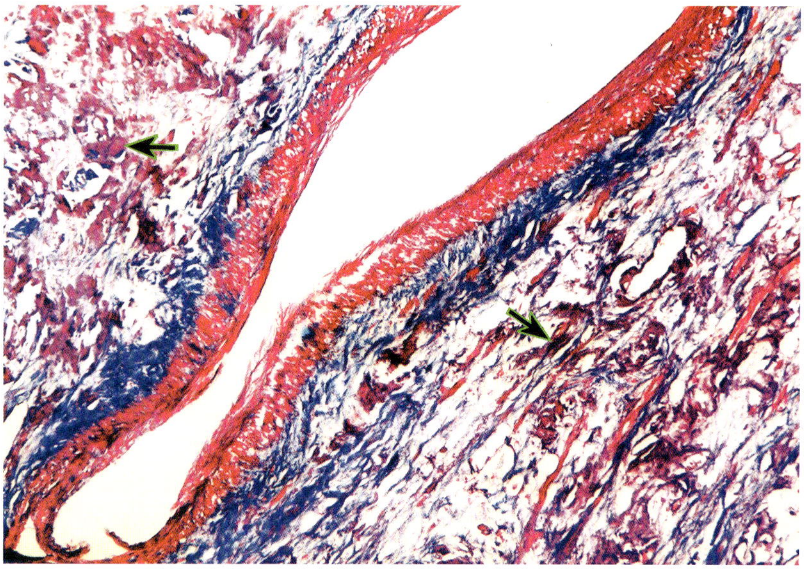

图12-5 SAN淀粉样变性

SAN中央动脉周围的间质内，有浅紫蓝色均质淀粉样物广泛沉积于结细胞之间（Masson三色×25）

2. 肥厚性心肌病心脏传导系统病变

Ferris（1973）报道了肥厚性心肌病伴CCS的AVN细胞排列紊乱，纤维组织增多及有些HB细胞肥大。笔者观察到肥厚性心肌病患者其CCS也有与室间隔心肌相应的变化，病变发生与心脏大小、重量无关，但随着心脏肥大的发展而加重。病变有：①结细胞、束细胞肥大，走行紊乱。肥大细胞有的伴形态异常，核大、深染。细胞排列不规则，有呈十字相交、斜行相接或放射状排列，有的肌原纤维走行紊乱。②纤维组织增生。此外，尚见HB分叉部随着室间隔上部的肥厚加剧受压而变扁平，由三角形变成梯形，有的连同LBB近侧段呈“一”字形。

病史：魏某，男，25岁。争吵中猝死。心重570 g，心室壁厚：左1.6 cm、右0.6 cm，室间隔3.0 cm。

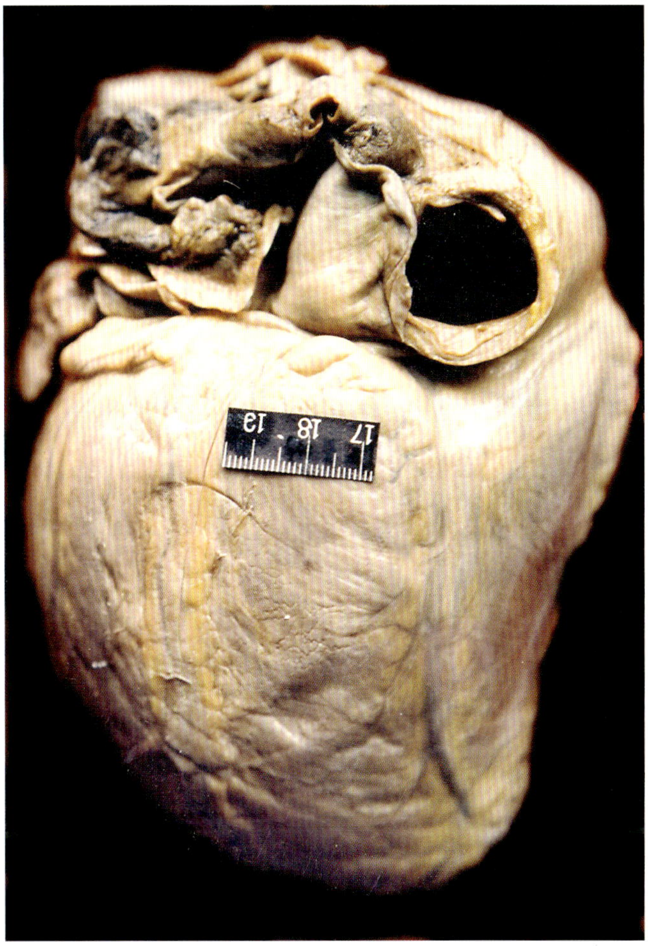

图12-6（a） 肥厚性心肌病心脏背侧观
心脏明显增大，左心室肥厚，心尖右移

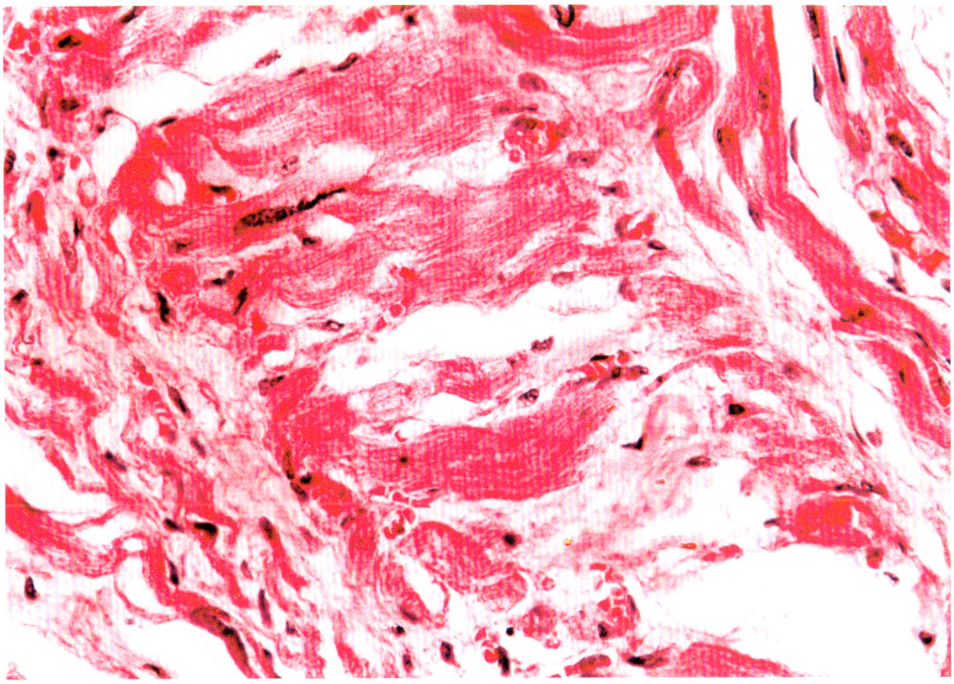

图12-6（b） 肥厚性心肌病SAN结细胞排列紊乱
有些结细胞束互相垂直相交，部分伴肥大（HE×100）

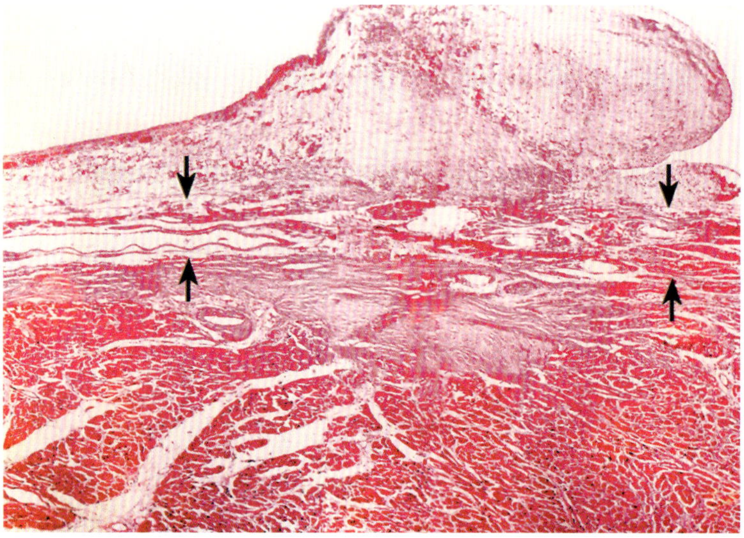

图12–6（c） HB与LBB起始段变形

图示为室间隔顶的HB分叉部横断面（正常呈三角形），室间隔增宽，HB受挤压变扁平，连同LBB起始段变成“一”字形（↑）（HE×10）

病史：丁某，男，23岁。死于交通意外。心重430 g，心室壁厚：左2.1 cm、右0.8 cm，室间隔3.4 cm。

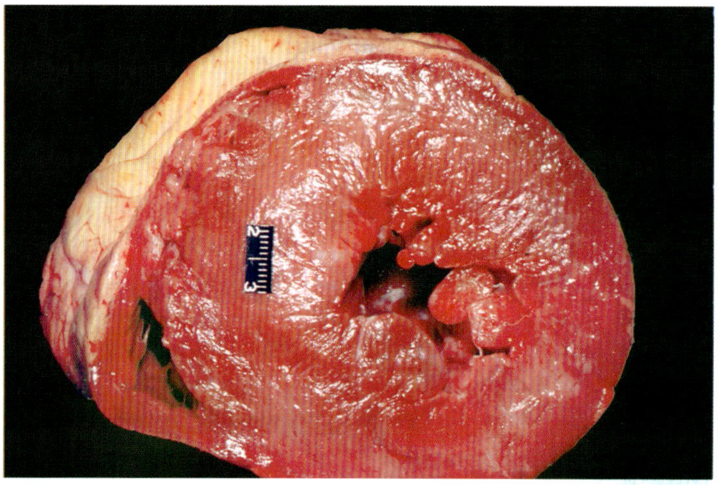

图12–7 肥厚性心肌病心脏（横切面）

左心室壁非对称性肥厚，室间隔尤为显著，心腔变狭小

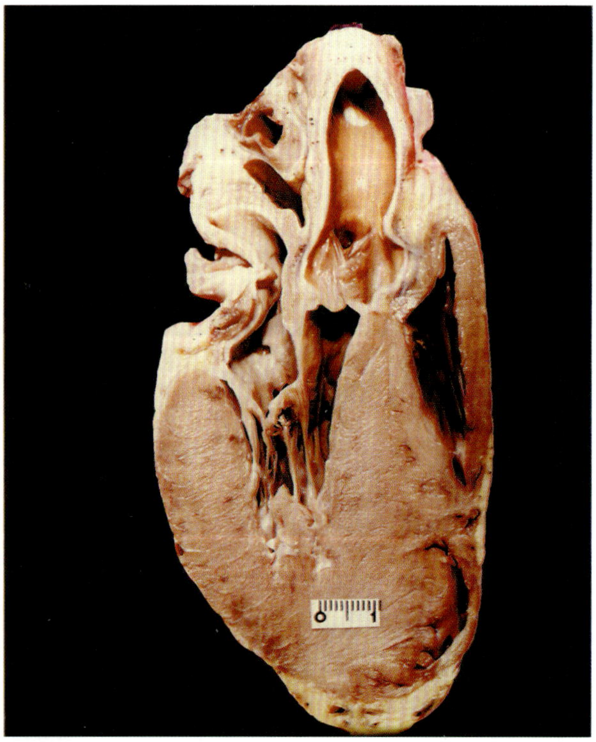

病史：吴某，男，21岁。交通意外死亡。心重325 g，左心室后壁厚1.7 cm，室间隔2.5 cm。

图12–8 肥厚性心肌病心脏（纵切面）

室间隔及左心室壁明显肥厚，尤以中部、下部为显著，左心室腔高度狭窄

病史：罗某，男，32岁。在聊天中猝死。心重520 g，心室壁厚：左1.9 cm、右0.5 cm，室间隔2.2 cm。

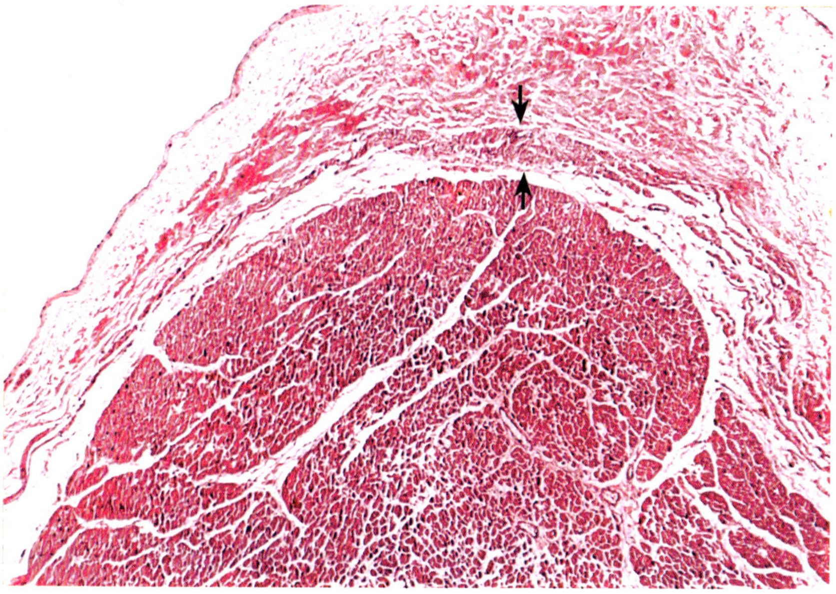

图12-16　肥厚性心肌病HB变形

室间隔顶部心肌肥厚，HB分叉部被挤压拉长，变扁平（↑）（HE×13）

病史：钟某，男，33岁。劳动中猝死。心重300 g，心室壁厚：左1.5 cm、右0.3 cm，室间隔1.8 cm。

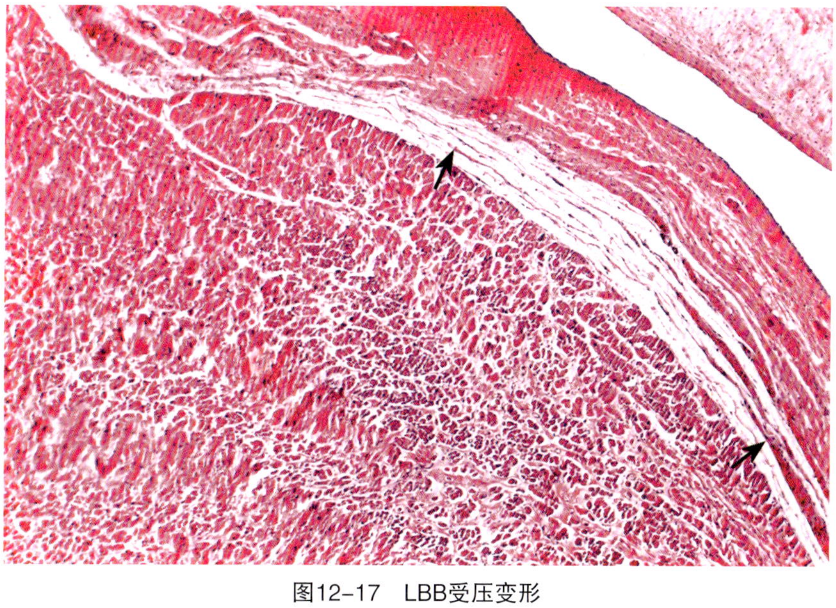

图12-17　LBB受压变形

LBB（↑）受压，束细胞萎缩伴纤维化（HE×13）

3. 扩张性心肌病心脏传导系统病变

李广生（1985）等对充血性心肌病（扩张型心肌病）累及CCS病变早有论及，认为该病表现为SAN肌纤维脱失，而LBB及其末梢Purkinje细胞更易发生退行性变和纤维化，严重者临床上可出现完全性房室传导阻滞。张建中等（1992）强调实质细胞退行性变和脂肪浸润。笔者观察到扩张性心肌病患者的CCS也见有病理变化，由于4个房室扩张，致使位于右心房内的SAN、AVN受挤压产生压迫性萎缩，尤以SAN为重，呈现细胞肥大与萎缩相间，伴有间质纤维组织增生，病变随着心脏扩大而加重。

病史：严某，女，25岁。走路中突然昏迷倒地，医院诊断急性心力衰竭，住院两天死亡。

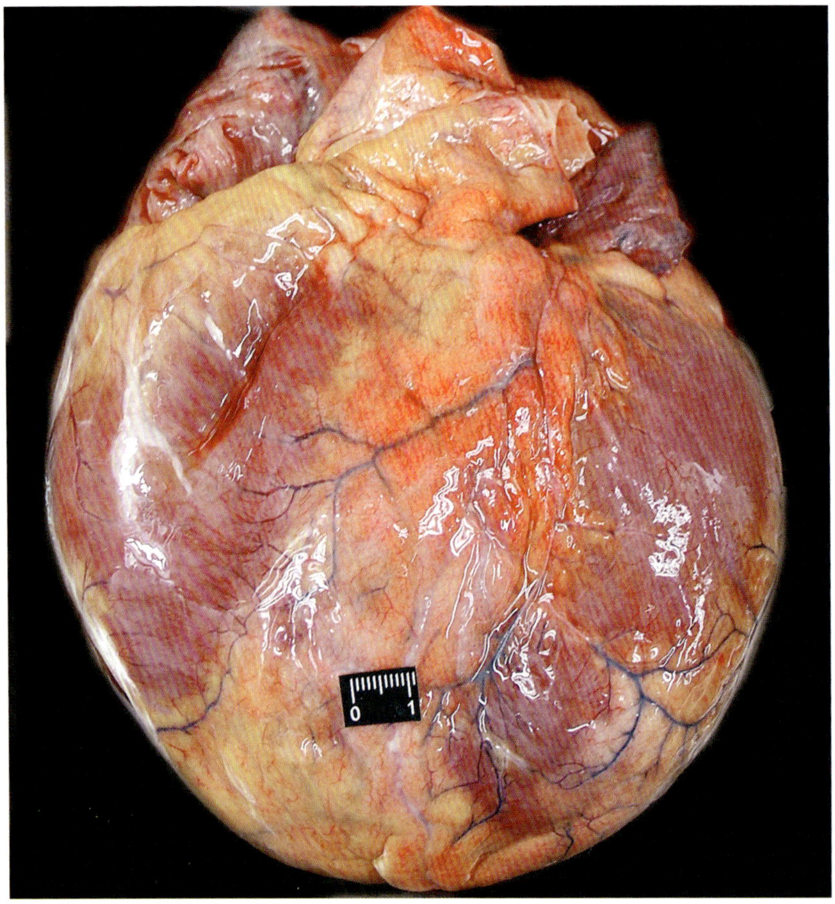

图12-18（a） 扩张性心肌病心脏（外观）
双侧心室扩张，心脏扩大似球形，心重600 g

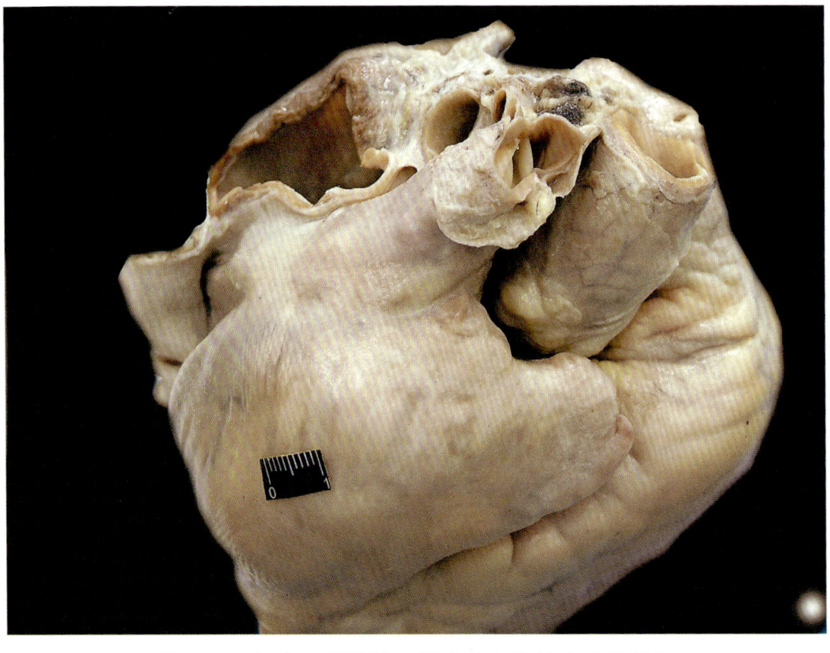

图12-18（b） 扩张性心肌病右心房扩大（外观）
从心脏右前上方观，右心房扩张，右心耳嵴变钝圆

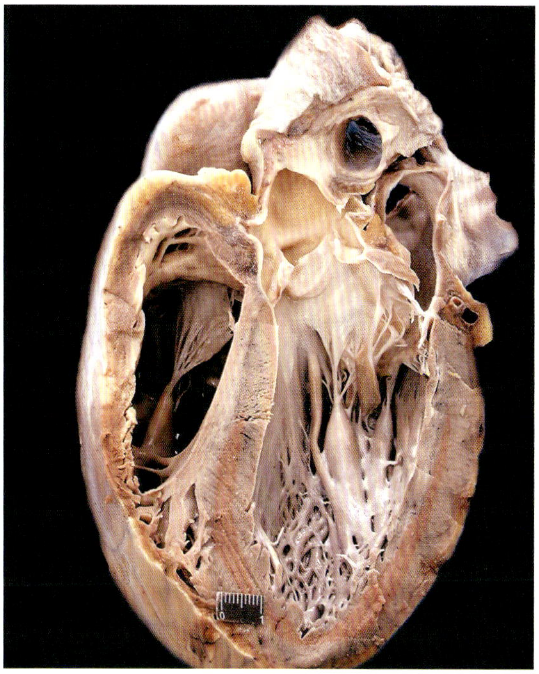

图12–18（c）　扩张性心肌病心脏（纵切面）

两侧心室扩张，左室肉柱呈编织网眼样外观，右室壁肥厚

病史：杨某，男，27岁。被发现死于路边。心重490 g。

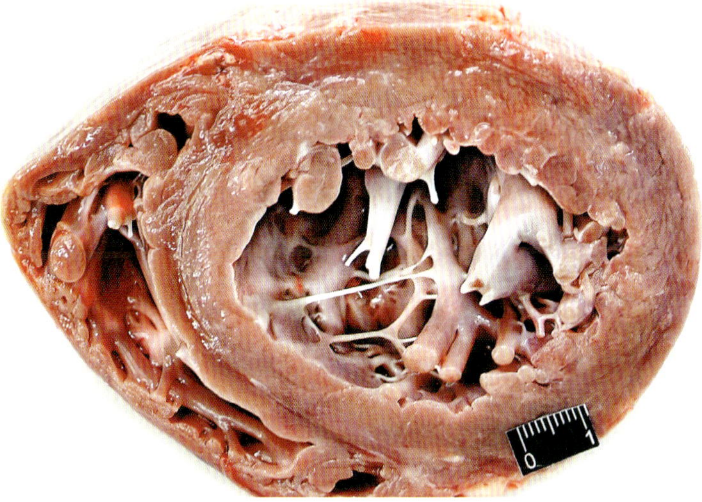

图12–19　扩张性心肌病心脏（横切面）

双侧心室扩张，乳头肌、心内膜下方心肌见灰白色纤维化瘢痕

病史：黄某，女，25岁。走路中突然昏迷倒地，医院诊断急性心力衰竭，住院两天死亡。

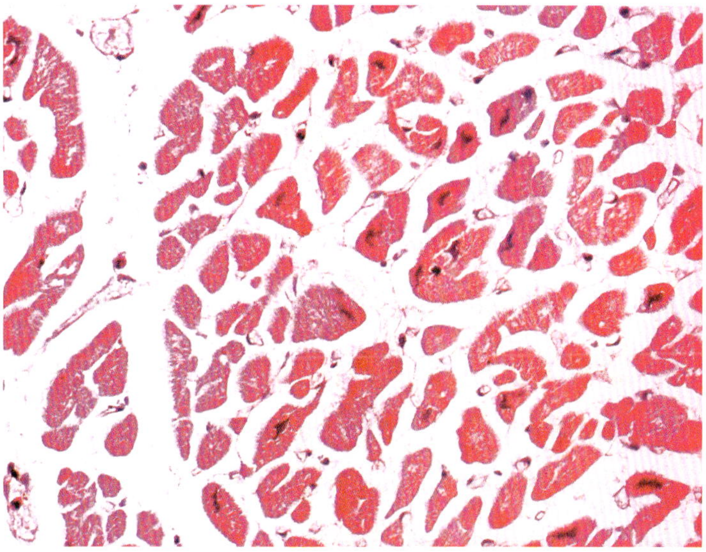

图12–20（a）　扩张性心肌病心肌

心肌细胞不均匀性肥大，胞核深染呈奇形异状，胞浆空泡变，心肌间质疏松水肿，毛细血管扩张（HE×100）

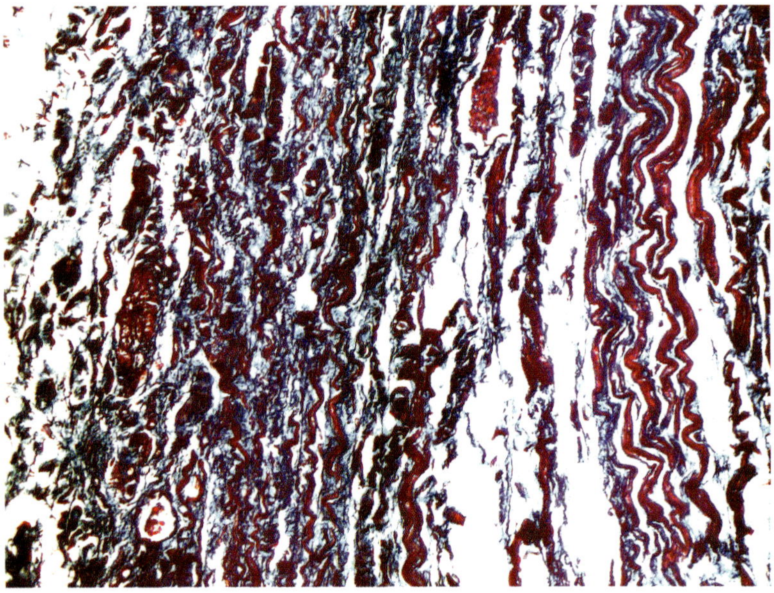

图12-20（b） 扩张性心肌病的SAN

SAN呈长条板状，其中结细胞变细的方向一致，数量减少，纤维间质明显增多（弹力+Masson三色×10）

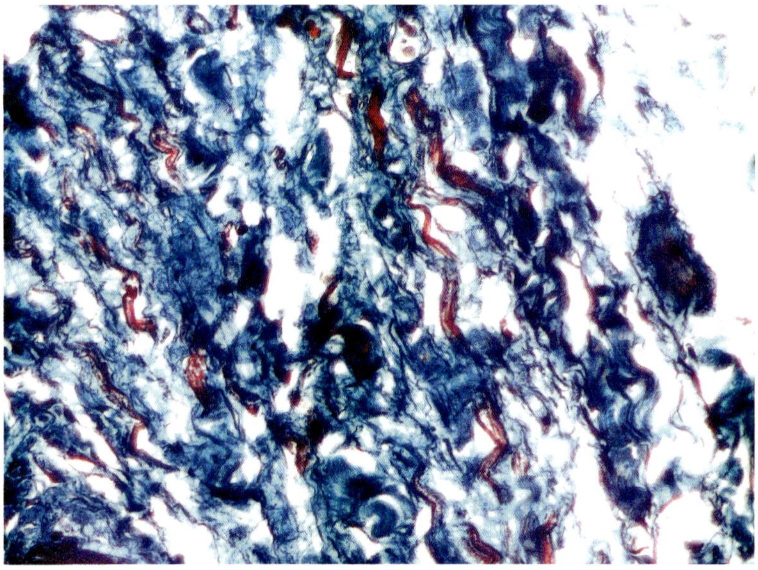

图12-20（c） 扩张性心肌病的SAN

结细胞（红色）稀疏，间质明显增多（弹力+Masson三色×200）

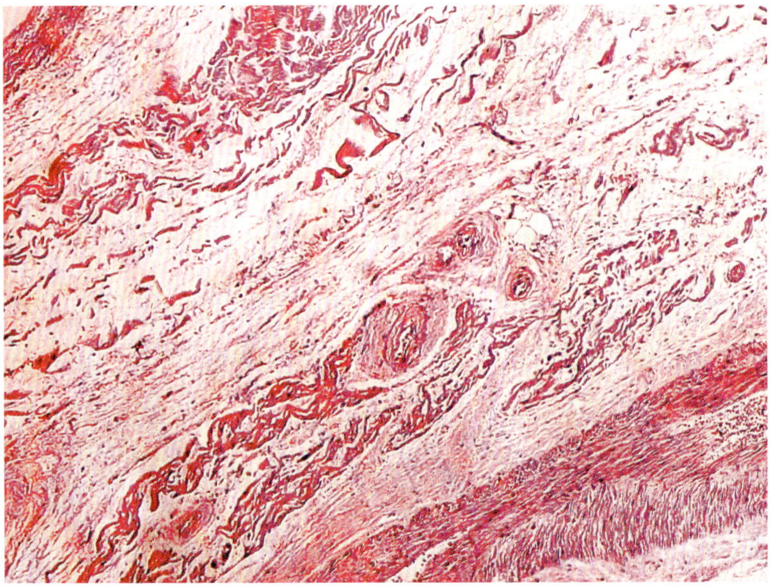

图12-20（d） 扩张性心肌病的AVN

间质增多，结细胞数量减少呈散在束状（HE×10）

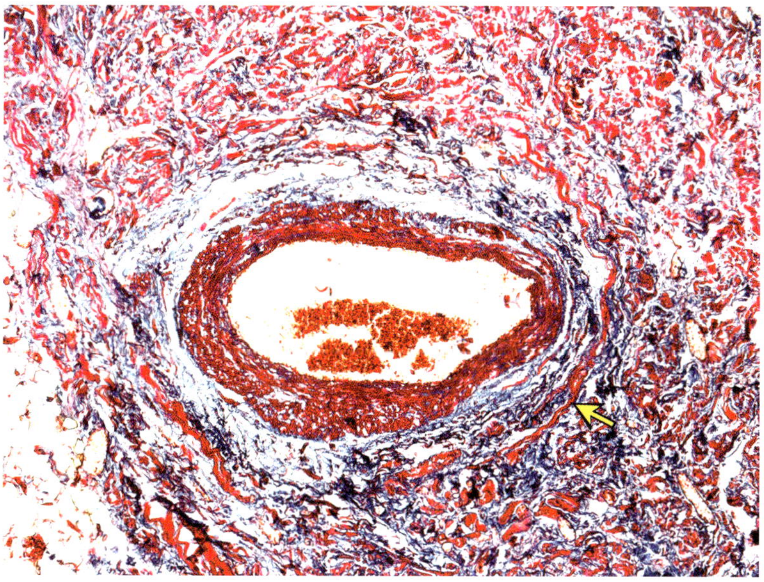

图12-51（a）　青年人（30岁）SAN头部中央动脉主干

管壁明显厚薄不均，连接呈合胞体状的P细胞（↑）于外膜及其周围环绕动脉走行（Masson三色×100）

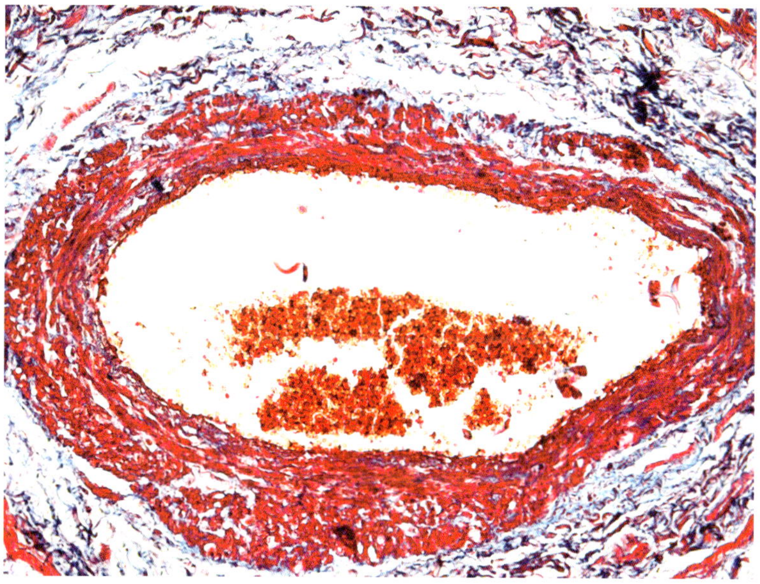

图12-51（b）　青年人（30岁）SAN头部中央动脉主干

中膜局部最外层有明显增多的纵行平滑肌（Masson三色×200）

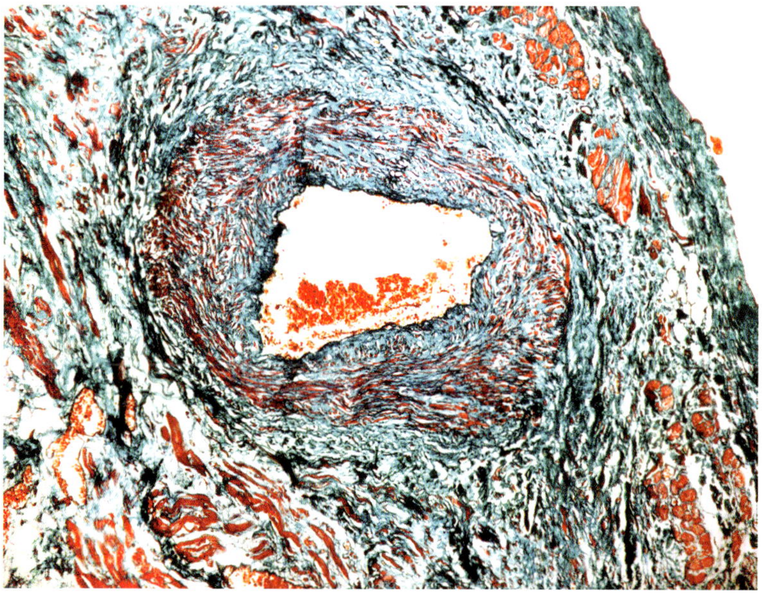

图12-52　中年人（56岁）SAN头部中央动脉主干

动脉内膜增厚，内膜、中膜及外膜胶原纤维增多（Masson三色×100）

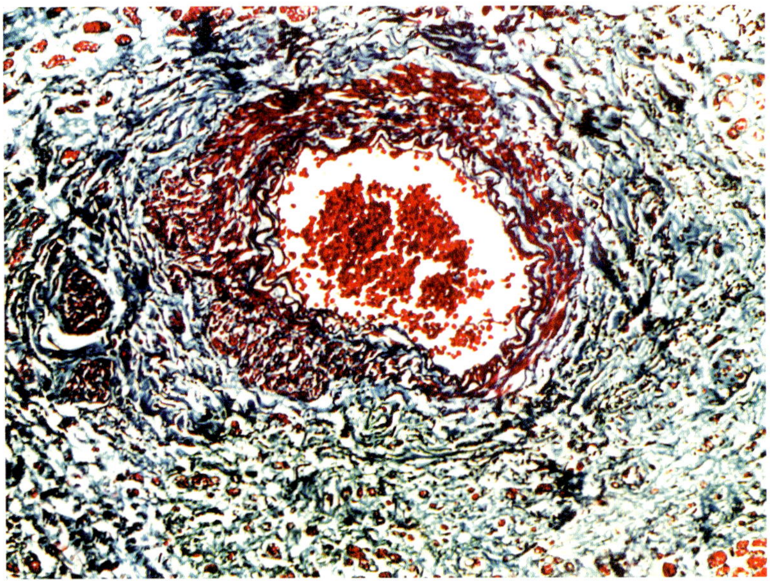

图12-53　老年人（78岁）SAN中央动脉主干

动脉内膜增厚，内弹力性膜分裂，胶原纤维增多，中膜局部纵行肌束增多（Betty三色×100）

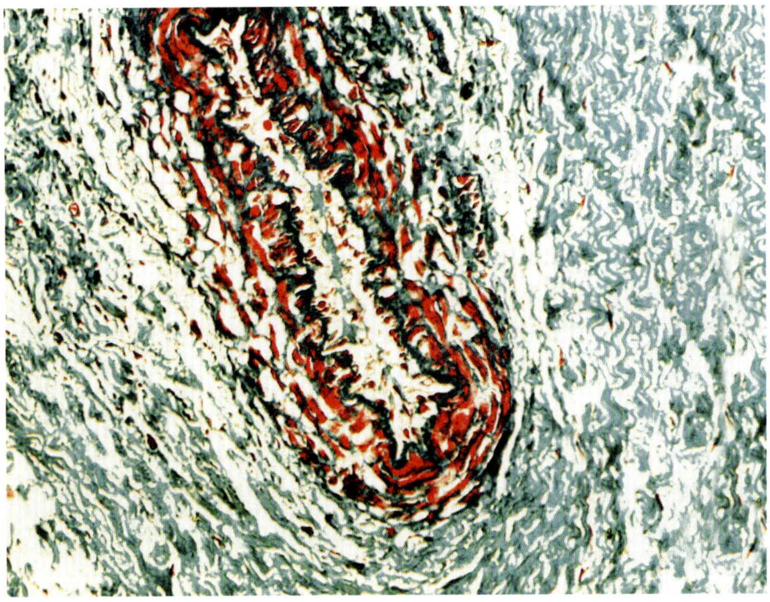

图12-54　幼儿（4岁）AVN动脉

动脉内膜薄，弹力纤维未分层，中膜胶原纤维少（Betty三色×200）

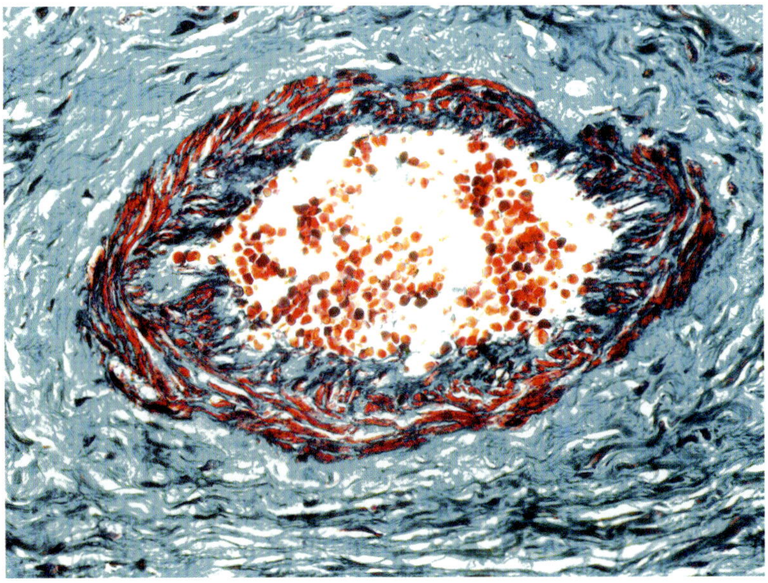

图12-55　青年人（20岁）AVN动脉

动脉内膜稍厚，中膜平滑肌主要为环行，有少量纵行平滑肌纤维（Masson三色×100）

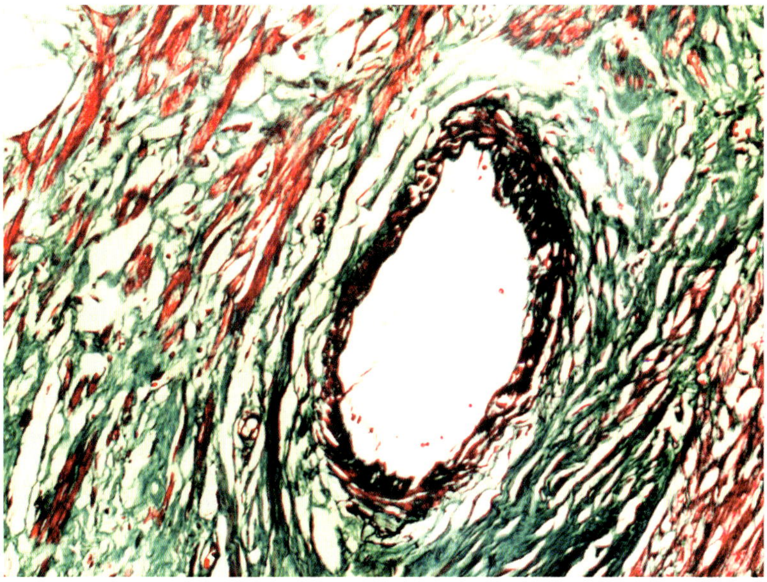

图12-56　老年人（78岁）AVN体部结动脉主干

动脉壁变薄，中膜平滑肌变少，动脉周围胶原纤维明显增多（Masson三色×100）

（3）血管平滑肌增生

病史：王某，女，88岁。机械性窒息死亡。

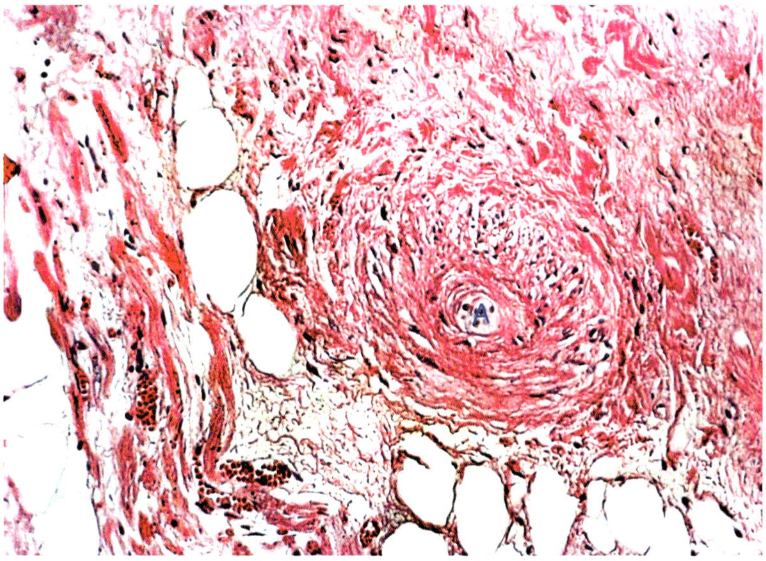

图12-57　SAN小动脉平滑肌增生

SAN小动脉（A）平滑肌呈螺旋状增生，壁肌层明显增厚（HE×50）

病史：钟某，男，60岁。颅脑损伤死亡。

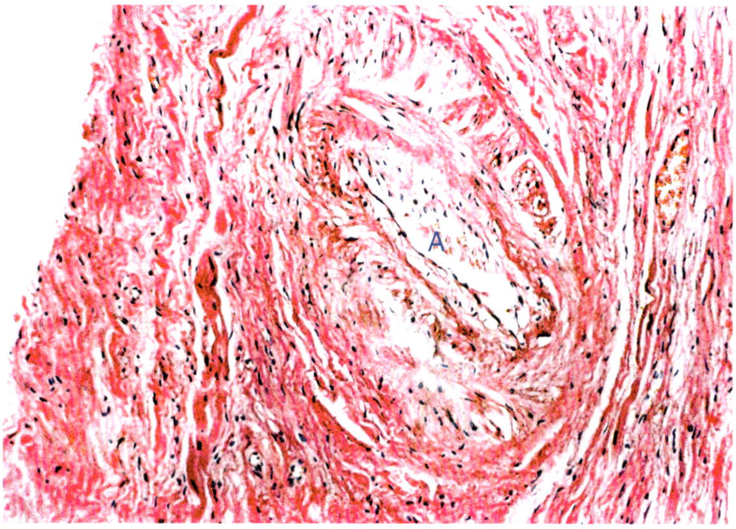

图12-58　SAN小动脉平滑肌增生

SAN小动脉（A）壁明显增厚，平滑肌增生呈环行、纵行或斜行环绕管腔（HE×50）

病史：陆某，男，83岁。死于肺梗死，冠状动脉正常。

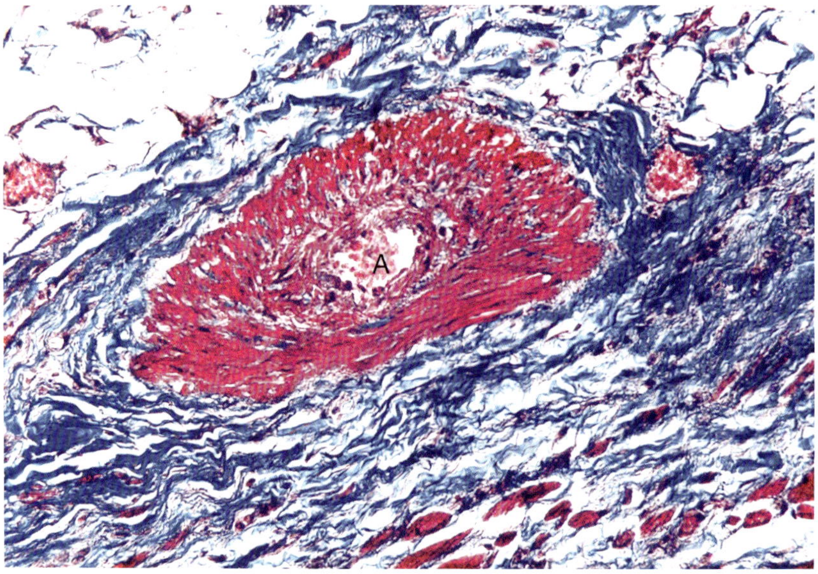

图12-59 SAN动脉平滑肌增生

SAN小动脉（A）壁平滑肌明显增厚，结细胞间胶原纤维增多（Masson三色×50）

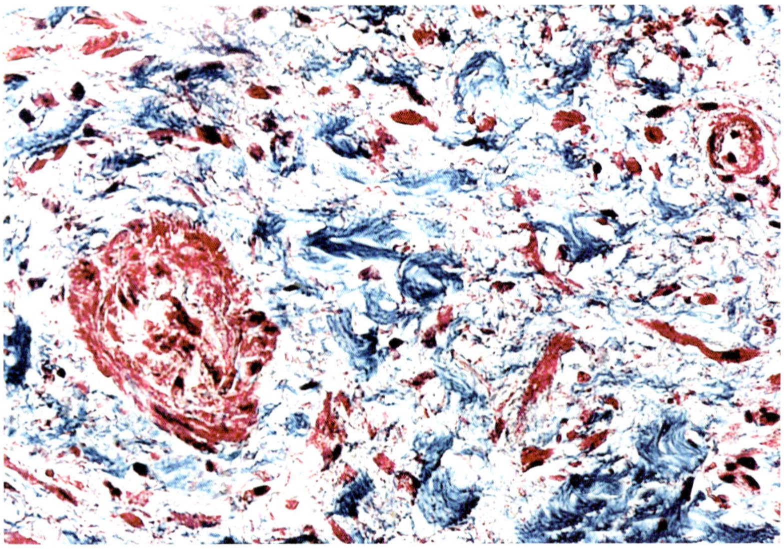

病史：李某，女，75岁。高空坠落死亡。

图12-60 SAN动脉平滑肌增生

SAN小动脉（图左）壁平滑肌增厚，收缩状态，内皮细胞突向管腔（Masson三色×66）

（4）血管病变

病史：巩某，男，73岁。右冠状动脉粥样硬化，管腔狭窄80%，死于肺癌。

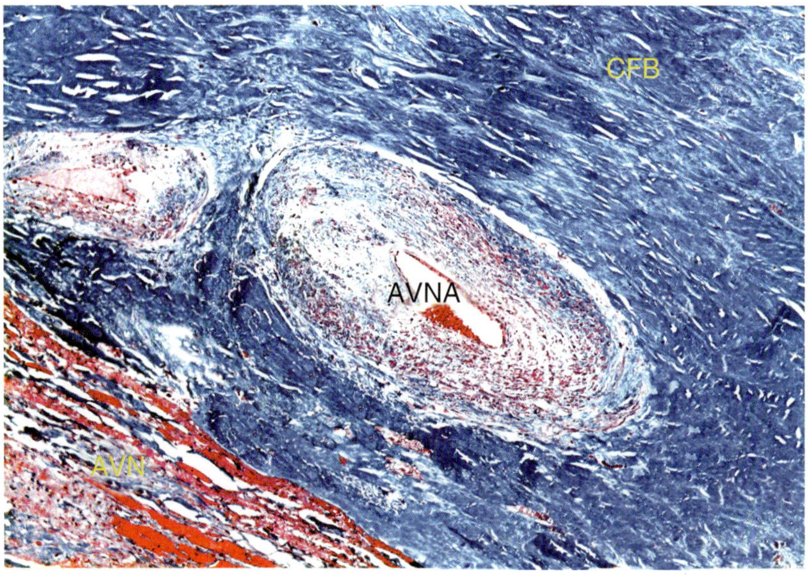

图12-61 AVN动脉平滑肌增生并纤维化

CFB内的AVN动脉（AVNA）壁明显增厚，壁内平滑肌增生，胶原纤维增多（Masson三色×25）

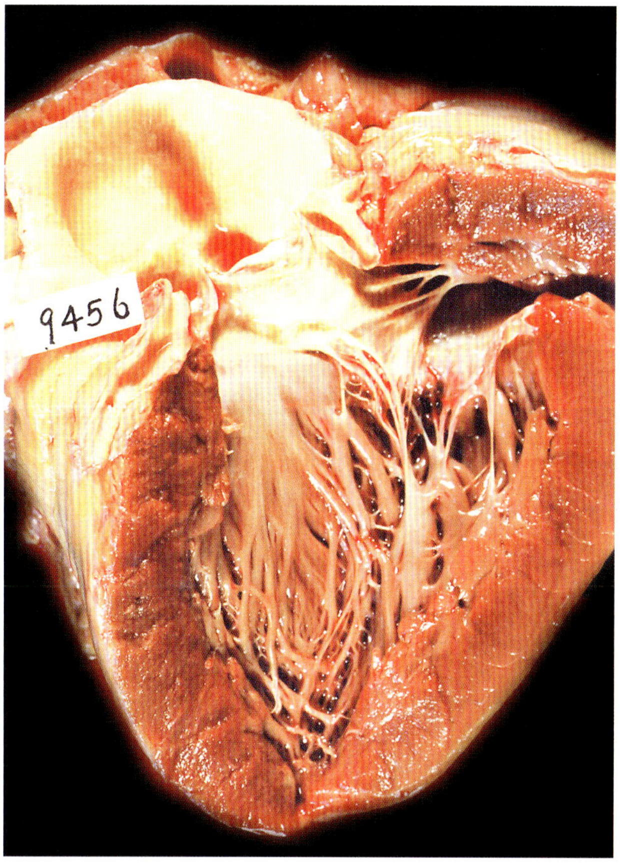

图13–5（a）　淀粉样变性心脏

心脏明显增大，心尖变钝圆，左心室肥厚（1.6 cm），心腔扩大（林汉良教授提供）

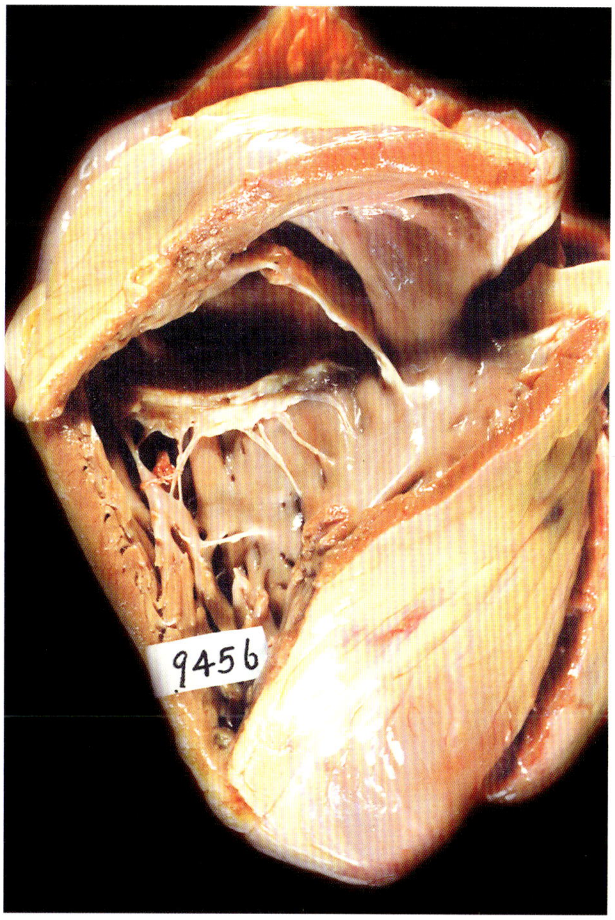

图13–5（b）　淀粉样变性心脏

右心室壁不均匀增厚（0.6 ~ 0.8 cm），心肌呈淡红色（林汉良教授提供）

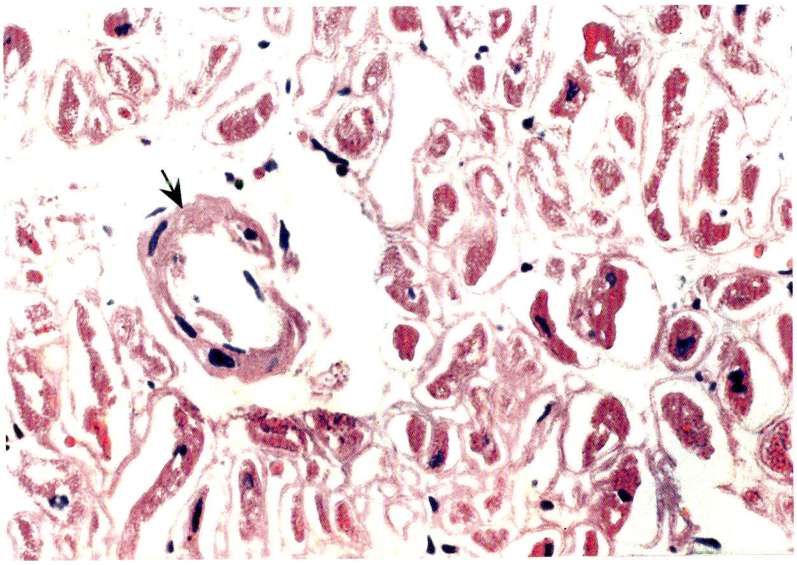

图13-5（c） 心肌淀粉样变性
嗜伊红染，均质性淀粉样变物质沉积于血管壁（↑）和间质，环绕于心肌周围，心肌细胞不同程度萎缩（HE×100）

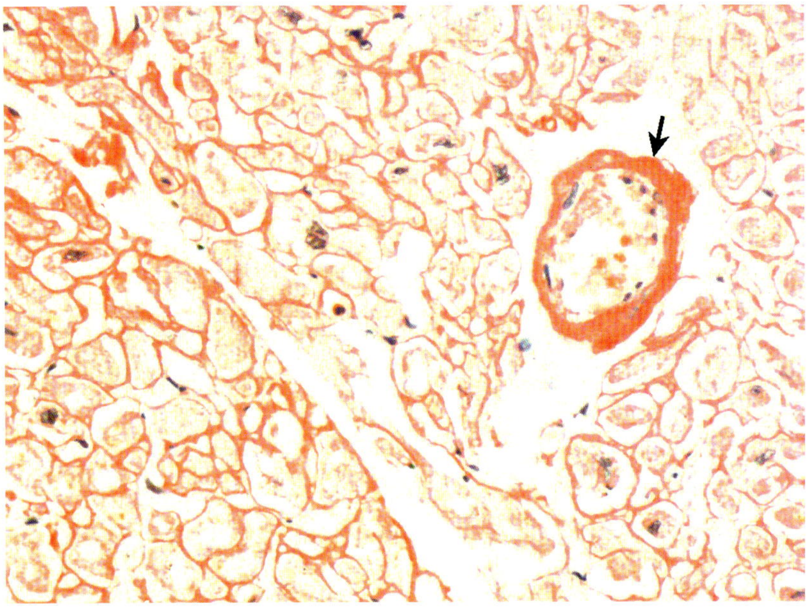

图13-5（d） 心肌淀粉样变性
沉着在血管壁（↑）及间质的淀粉样变物着染呈橘红色（刚果红×100）

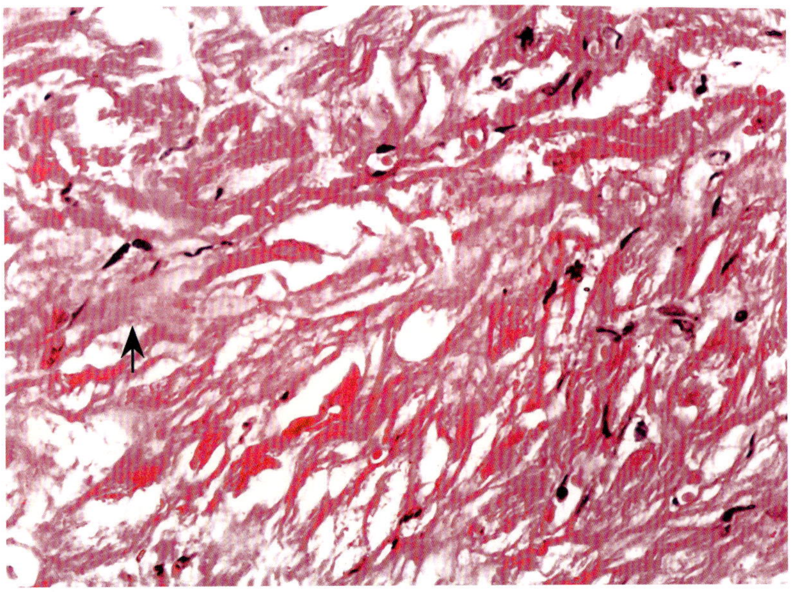

图13-5（e） SAN淀粉样变性
粉红色均质块状物（↑）沉着SAN间质内，结细胞减少（HE×100）

姚青松，宋一璇，邓平．2000b．传导系统中神经纤维分布的免疫组织化学观察［J］．解剖学研究，22（2）：110–111.

姚青松，宋一璇，梁赏猷．1993a．32例无心外原因猝死者传导系统病理学观察［J］．中国法医学杂志，8（4）：218–221.

姚青松，宋一璇，梁赏猷．1993b．窦房结异常纤维垫两例［J］．中华心血管病杂志，21（1）：22.

姚青松，宋一璇，梁赏猷．1996．安置人工心脏起搏器心传导系统病理形态观察［J］．中国法医学杂志，11（4）：230–231.

姚青松，宋一璇，梁赏猷．1998a．19例创伤性心传导系统出血的病理学观察［J］．中国法医学杂志，13（2）：108–111.

姚青松，宋一璇，梁赏猷．1998b．青年人CCS脂肪超前变化致猝死［J］．中国法医学杂志，13（1）：12–14.

姚青松，宋一璇，罗斌．1992．心脏房室交界区出血猝死四例报告［J］．中国法医学杂志，7（3）：175–176.

姚青松，宋一璇，肖辉南．1996．“心横纹肌瘤”累及房室传导系统猝死一例［J］．中国法医学杂志，11（1）：47–48.

姚青松，宋一璇，祝家镇．1996．肥厚性心肌病心传导系统病理学观察［J］．中华心血管病杂志，24（2）：143–145.

翟为溶，谷伯起．1985．原发性全身淀粉样变一例尸检报告［J］．上海第一医学院学报，12（1）：36.

张朝佑，袁桂琴，李文镇．1980．成人窦房结的亚显微构造［J］．解剖学报，11（4）：412–417.

张朝佑，袁桂琴，应国华．1980．成人房室结的亚显微构造［J］．解剖学报，11（4）：418–422.

张朝佑．1998．心的传导系［M］//张朝佑．人体解剖学．北京：人民卫生出版社：711–733.

张桂娥，李红军，高福莲．1992．人胎心脏窦房结的定位及结构［J］．新乡医学院学报，9（1）：9–12.

张建中，卢立军．1992．15例原发性扩张型心肌病心脏传导系统的病理变化［J］．临床与实践病理学杂志，8（2）：99–100.

张均廷，谷伯起．1992．传导系统病理学［M］//谷伯起．心血管病理学．北京：人民卫生出版社：153–156，224–249.

张炎，凌凤东．1998．窦房结应用基础研究进展［J］．解剖科学进展，4（2）：104–110.

张月梅，李丛仁．1989．3例心肌炎猝死者传导系统的病理组织学研究［J］．中国法医学杂志，4（1）：37–39.

赵根然，凌凤东，陈典金．1991．大鼠窦房结光镜和电镜观察［J］．西安医科大学学报，12（4）：297–299.

赵以诚，姚风升．1988．心传导系统病理检查方法的改进及其在法医尸检中的意义［J］．法医学杂志，4（1）：37–38.

中华医学杂志编委会．1988．心脏肿瘤专题座谈会纪要［J］．中华医学杂志，68（7）：661–663.

周建芬．1984．流行性出血热并发心律失常36例［J］．新医学，14（10）：522–525.

朱清於，吴在东．1990．心肌梗塞传导系统的改变［J］．中华病理学杂志，19（1）：29–31.

邹万忠，贲呈端，杨金辉．1984．原发性全身性淀粉样变性病［J］．中华病理学杂志，13（3）：182–184.

Abraham KP，Reddy V，Gattuso P．1990．Neoplasms metastatic to the heart：review of 3, 314 consecutive autopsies［J］．Am J Cardiovasc Patheol，3：195–198.

Adolpy M．1971．Atrial arrhymias and lipomatous hypertrophy of the cardiac interatril seotum［J］．Am Heart J，82（1）：16–20.

Aederson RH，Taylor IM．1972．Development of atrioventricular specialized tissue in the human heart［J］．Brit Heart J，34：1205–1214.

Alder J，Lu B，Valtoria F．1992．Calcium-dependent transmitter secretion reconstituted in xenopus oocytes：requirement for synaptophysin［J］．Science，257：657–661.

Anderson KR，Ho SY，Anderson RH．1979．Location and vascular supply of sinus node in human heart［J］．Br heart J，41：28–32.

Andrade ZA．1978．Histopathology of the couducting tissue of the heart in Chaga's myocarditis［J］．Am Heart J，95：316–324.

Betty S，Goodfellow HTL，Eileen M．1988．A stain for the simultaneous demonstration of collagen，muscle and elastic elements mammalian tissue［J］．Lab Med，19（4）：243–244.

Bharati S，McAnulty JH，Lev M．1980．Idiopathic hypertrophic subaortic stenosis with split His bundle potentials［J］．Circulation，62（6）：1373–1380.

Bharati S, Bauemfeind R, Miller LB. 1983. Sudden death in three teenagers: conduction system studies [J]. J Am Coll Cardiol, 1: 879–886.

Bharati S, Bauemfiend R, Scheinman M. 1979. Congenital abnormalities of the conduction system in two patients with recurrent tachy–arrythmias [J]. Circulation, 59 (1): 593–598.

Bharati S, Bicoff JP, Fridman JL. 1976. Sudden death caused by bening tumor of the atrioventricular node [J]. Arch Intern Med, 136: 224–228.

Bharati S, Lev M. 1984. Cardiac disease in sudden death [J]. Arch Intern Med, 144: 1811–1812.

Bharati S, Lev M. 1985. The pathology of sudden death [M] // Josephson MD. Sudden cardiac death. Philadelphia: F, A Davis Company: 1–27.

Bharati S, Lev M. 1986. Congenital abnormalities of the conduction system in sudden death in young adults [J]. J Am Coll Cardiol, 8 (5): 1096–1104.

Bharati S, Lev M. 1988. The cardiac conduction system in unexpected sudden death, a considerable time after repair of atrial septal defect [J]. Chest, 1: 142–145

Burke A P, Anderson PG, Virmani R. 1990. Tumor of the atrioventricular nodal region [J]. Arch Pathol Lab Med, 114: 1057–1062.

Burke A P, Virman R. 1991. Cardiac rhabdomyoma: a clinicopathologic study [J]. Mod Pathol, 4 (1): 70–74.

Charlton I, Williams R. 1990. Cardiac conducting tissue. A simplified technique for examination of the SA and AV nodes [J]. Am J Forensic Med and Pathol, 11 (3): 213–218.

Choate JK, Klemm K, Hirst GD. 1993. Sympathetic and parasympathetic neuromuscular junctions in the guinea–pig sino–atrial node [J]. J Auton Nery Syst, 44: 1–15.

Cohle SD, Lie JT. 1991. Pathologic changes of the cardiac conduction tissue in sudden unexpected death [J]. a review. Ann pathol, 26 (5): 33–57.

Davies MJ, Anderson RH, Becker AE. 1983. The conduction system of the heart [M]. London: Butterworths.

Davies MJ, Pomerance A, 1972. Quantitative study of agoing change in the sinoatrial node and intemode tracts [J]. Br Heart J, 34: 150–152.

Davies MJ. 1976. Pathology of chronic A–V block [J]. Acta Cardiol, 21 (Suppl): 19–25.

Davis MJ. 1971. Pathology of conducting tissue of the heart London [J]. Butterworth, 7 (1): 13–28.

Denmoulin LC, Kulbertus HE. 1972. Histopathological examination of left hemiblock [J]. Br heart J, 34 (8): 807–814.

Duray P, Mark ES, Barwick KW. 1985. Congenital polycystic tumor of the atrioventricular node, autopsy study with immunohistochemical findings suggesting endodermal deviation [J]. Arch Pathol Lab Med, 109: 30–34.

Eliot RS. 1961. Cardiac amyloidosis [J]. Circulation, 3: 613–620.

Evans R, Shaw DB. 1977. Pathological studies in sinoatrial sisoeder (sick sinus syndrome) [J]. Brit Heart J, 39 (7): 778–786.

Fenogelio JJ, Diana DJ, Bowen TE. 1977. Ultrastucture of a cardiac rhabdomyoma [J]. Hum Pathol, 8 (6): 700–706.

Fenogelio JJ, Jacobs DW, McAllister HA. 1977. Ultrastucture of the mesothelioma of the atrioventricular node [J]. Cancer, 40: 721–727.

Ferris JAJ, Maclennan JR. 1973. A simplified method for examining the conducting tissues of the heart [J]. Med Sci Law, 13 (4): 285–288.

Ferris JAJ. 1973. The atrioventricular node in hypertrophic obstructive cardiomyopathy [J]. Beitr Pathol, 148: 296–303.

Fleg JL, Wright J, Lakutta E. 1990. Age–associated changes in the components of atrio–ventricular conduction in apparently healthy volenters [J]. J Gerontology, 45 (3): 95–100.

Frickson EE, Lev M. 1952. Aging changes in the human atrioventricular node. Bundle, and bundle branches [J]. J Gerontol, 7 (1): 1–12.

Fu C, Jasani B, Vujanic GM. 1994. The immunohistochemical demonstration of a relative lack of nerve fibres in the atrioventricular node and bundle of His in the sudden infant death syndrome (SIDS) [J]. Foren Scien Interm, 66: 175–182.

Gallagher JJ, Smith WM, Kasell JH. 1981. Role of Mahaim bifers in cardiac arrhymias in man [J]. Circulation, 64 (1): 176–189.

Galli T, Mcpherson PS, Camilli PD. 1996. The Vosector of the V–ATPase, synaptobrevin, and synaptobrevin are associated on synaptic vesicles in a Triton X–100–resistant, freeze thawing sensitive, complex [J]. J Biol Chem, 271: 2193–2198.

Gay JD, Guileyardo JM, Townsed–parchman JK. 1996. Clinical and morphologic features of lipomatous ("Massive fotty deposits") of the inteatrial septum [J]. Am J Forensic Med Pathol, 17 (1): 43–48.

Gerstheimer FP, Simon T, Koll J. 1988. Computer–assisted morphometric study of the innervation of the guinea pig heart [J]. Histochemistry, 88: 545–551.

Harold H. 1988. Pathology of the cardiac conduction system in myotonic dystrophy. A study of cases [J]. J Am Coll Cardiol, 11 (3): 662–671.

Hudson REB. 1960. The Human pacemaker and its pathology [J]. Brit Heart J, 22: 153–167.

Hudson REB. 1963. The Human Conduction System and its examination [J]. J Clin pathol, 16 (5): 492–498.

Hudson REB. 1983. The Conduction System, anatomy, histology, pathology in acguired heart disease [M] //Siver MD. Cardiovascular pathology. New York: Churchill Livington.

Inous S, Shinohara F, Niitani H. 1986. A new method for the histological study of changes in the sinoatrial node [J]. Jpn Heart J, 27 (5): 653–660.

Jahn R, Schiebler W, Ouimet E. 1985. A 38, 000 daltonmembrane protein (p38) present in symapyic vesicles [J]. Proc Natl Acad Sci, 82: 4137–4140

James TN, Marshall TK. 1975. De subitaneis mortibus. Asymmetrical hypertrophy of the heart [J]. Circulation, 51: 1149–1166.

James TN, Sherf L. 1971. Fine structure of the His bundle [J]. Circulation, 44 (1): 9–28.

James TN, Zipes DP, Finegan RE. 1979. Cardiac ganglionitis associated with sudden unexpected death [J]. Am Coll Phy, 91 (5): 727–730.

James TN. 1994. Normal and abnormal consequences of apoptosis in the human heart from postnatal morphogenesis to paroxysmal arrhythmias [J]. Circulation, 90 (1): 556–575.

James TN, Beeson CW, Shermanl EB. 1975. Multifocal Purkinje cell tumors of the heart [J]. Circulation, 52: 333–344.

James TN, Carson DJ, Marshell TK. 1973. De subitaneis mortibus: 1. Fibroma compressing His bundle [J]. Circulation, 48 (2): 428–433.

James TN, Froggart P, Marshaill TK. 1967. Sudden death in young athletes [J]. Ann Intern Med, 67: 1013–1021.

James TN, Froggatt P, Atkinson WJ. 1978. De subitaneis mortibus: XXX. Observation on the pathophysiology of the long QT syndromes with special reference to the neuropathology of the heart [J]. Circulation, 57 (7): 1221–1231.

James TN, Hackel DB, Marshall TK. 1974. De subitaneis mortibus: V. Occluded A–V node artery [J]. Circulation, 49: 772–777.

James TN, Imamura K. 1981. Virus–like particles associated with intracardiac ganglionitis in two cases of sudden unexpected death [J]. Jpn Heart J, 22: 447–454.

James TN, Marshall TK. 1976. De subitaneis mortibus: XVII. Multifocal stenoses due to fibromuscular dysplasia of the sinus node artery [J]. Circulation, 53 (4): 736–742.

James TN, Pearce WN, Givhan EG. 1980. Suddendeath while driving [J]. Am J Cardiol, 45 (5): 1095–1102.

James TN, Sherf L, Fine G. 1966. Comparative ultrastructure of the sinus node in man and dog [J]. Circulation, 34 (1): 139–163.

James TN, Sherf L. 1971. Specialized tissue and preferential conduction in the atria of the heart [J]. Am J Cardiol, 28 (4):

414–427.

James TN, Sherf L. 1968. Ultrastructure of the human AV node [J]. Circulation, 37 (6): 1049–1072.

James TN. 1961a. Anatomy of the human sinus node [J]. Anat Rce, 141 (1): 109–139.

James TN. 1961b. Morphology of the human atrioventricular node with remarks pertinent to its electrophysiology [J]. Am Heart J, 62: 756–771.

James TN. 1963. The connecting pathways between the sinus node and the A–V nod and between the right and left atrium in human heart [J]. Am Heart J, 66: 498–508.

James TN. 1966. Pathology of the cardiac conduction system in amyloidosis [J]. Ann Intern Med, 65 (1): 28–43.

James TN. 1970. Cardiac conduction system, fetal and postnatal development [J]. Am J Cardiol, 25 (1): 213–226.

James TN. 1976. Pesitent fetal dispersion of the atrioventricular node and His bundle within the central fibrous body [J]. Circulation, 53 (6): 1026–1034.

James TN. 1983. Primary and secondary cardioneuropathies and their function significance. J Am Coll Cardiol, 2: 983–1002.

James TN. 1985. Normal variations and pathologic changes in structure of the cardiac conduction system and their functional significance [J]. JACC, 5 (6): 71B–76B.

James TN. 1986a. Degenerative lesions of a coronary chemoreceptor and nearby neural elements in the heart of victims of sudden death [J]. J Am Coll Cardiol, 8: 12A–21A.

James TN. 1986b. Ultrasructure of the human atrioventricular node [J]. Circulatoin, 37 (6): 1049–1070.

James TN. 1994. Normal and abnormal consequences of apoptosis in the human heart [J]. Circulation, 90 (1): 556–575.

James TN, Galakhor I. 1977. De subitaneis mortibus: XXVI. Fatal electrical instability of the heart associated with benign congenital polycystic tumor of the atrioventricular node [J]. Circulation, 56 (1): 667–678.

Junqueria LCU. 1978. Differential staining of collagen type I and III by Sirius red and polarization microscopy [J]. Arch Histo Jap, 41: 267–274.

Kyuhyun Wang. 1972. Complete heart block complicating bacterial endocarditis [J]. Circulation, 46: 939–947.

Lee MK, Cleveland DW. 1996. Neuronal intermediate filaments [J]. Ann Rev Neurosci, 19: 187–217.

Lev M, Box SM, Bharati S. 1975. Mahaim fibers as a basis for a unique variety of per–excitation [J]. Am J Cardiol, 35 (2): 152.

Lev M, Paul MH, Cassels DE. 1976. Complete atrioventricular block associated with atrial septal defect of the fossa ovalis (secundum) type: a histopathologic study of the conduction systems [J]. Am J Cardiol, 19: 266–274.

Lev M, Silverman J, Fitzmaurice FM. 1971. Lack of conduction between the atria and the more peripheral conduction system in congenital atrioventricular block [J]. Am J Cardiol, 27 (5): 481–490.

Lev M, Widran J, Erickson EE. 1951. A method histopathologic re–study of the atrioventricular node, bundle and branches [J]. Arch pathol, 52, 1: 73–83.

Lev M. 1954. Aging changes in the human sinoatrial node [J]. J Gerontol, 9 (1): 1–9.

Lev M, Bharati S. 1981. A method of study of the pathology of the conduction system for electrocardiographic and His bundle electrogram correlations [J]. The Anatomical Record, 201: 43–49.

Li QY, Razuahmad A. 1992. The relationship of mast cells and their secreted products to the volume of fibrosis in posttransplant heart [J]. Transplantion, 53: 1047–1051.

Lu Y, James TN, Yamamoto S. 1993. Cardiac conduction system in the chicken: gross anatomy puls light and electron microscopy [J]. Anat Rec, 236 (3): 493–510.

Lumb G, Shacklett RS. 1960. Human cardiac conduction tissue lesions [J]. Am J Pathol, 36 (4): 411–427.

Maron BJ, Epstein SE, Roberts WC. 1986. Causes of sudden death in competitive athletes [J]. J Am Coll Cardiol, 7: 204–214.

Maron BJ, Roberts WC, Mcallister HA. 1980. Sudden death in young athletes [J]. Circulation, 62: 218–229.

Maziere AM, Van Ginneken AC, Widerlers R. 1992. Spatial and functional relationship between myocytes and fibroblasts in the rabbit sinoatrial node [J]. J Mol Cell Cardiol, 24 (6): 567–577.

McAllister HA, Fenoglio JJ. 1978. Tumors of the cardiovascular system Fascicle 15, 2nd Series, an atlas of tumor pathology [M]. Armed Forces Institute of Pathology.

Mckenna WJ, England D, Doi YL. 1981. Arrhythmia in hypertrophic cardiomyopathy influence on prognosis [J]. Br Heart J, 46: 168–172.

Merideth J, Titus JL. 1968. The anatomic atrial connections between sinus and A–V node [J]. Circulation, 37 (4): 566–579.

Mitteman RS, Hung SKS. 1994. Ablation of mahaim fibrers [M] //Hung SKS. Radiofrequency catheter ablation of cardiac arrhythmias: basic concepts and clinical application. New York: Futura Publishing Company.

MuAllister HA. 1979. Primary tumor and cysts of the heart and pericardium [J]. Current problems in Cardiology, 4 (2): 8–51.

Myerburg RJ, Kessler KM, Castellanos A. 1992. Sudden cardiac death, structure, function, and time–dependence of risk [J]. Circulation (Supplement I), I–10.

Page DL. 1970. Lipomatous hypertrophy of the cardiac interatril septum: its development and probable clinical significance [J]. Hum Pathol, (1): 151–163.

Prior JT. 1964. Lipomatous hypertrophy of the interatril septum [J]. Arch Path, 78 (1): 11–15.

Rossi L, Thiene G. 1981. Milan and padua recent advances in clinicohistopathologic correlates of sudden cardiac death [J]. Am Heart J, 102 (3): 478–484.

Sakaguchi Y, Konishi N, Enoki N. 1988. A morhological study of the left bundle branch in the nomal human heart [J]. Acta Pathol, 38 (4): 417–424.

Shauerte P, Scherlag BJ, Patterson E. 2001. Focal atrial fibrillation: experimental evidence for a pathophysiologic role of the autonomic nervous system [J]. J Cardiovasc Electrophysiol, 12 (5): 592–599.

Shiraishi I, Takamatsu T, Minamikawa T. 1992. Quantitative histological analysis of the human sinoatrial node during growth and aging [J]. Circulation, 85: 2176–2184.

Sims BA, Geddes JS. 1969. Traumatic heart block [J]. Briti Heart J, 31: 140–142.

Singh S, Johnson PI. 1996. Topobraphy of cardiac ganglia in the adult human heart [J]. J Thorac Cardiavasc Surg, 112 (4): 943–945.

Song YX, Zhu JZ, Laaksonen H. 1997. A modified method for examining the cardiac conduction system [J]. Forensic Sci Int, 86: 135–138.

Suarez–Mier MP, Fernandez–Simon L, Gawallo C. 1995. Pathologic changes of the cardiac conduction tissue in sudden cardiac death [J]. Am J Forensic Med Pathol, 16 (3): 193–202.

Tagoe CN, Ayettey AS, Dennis EI. 1995. Ultrastructural and morphometric features of nodal and impulse–conduction cardiac myocytes of the bat pistrellus [J]. Ital J Anat Embryol, 100 (3): 273–286.

Thalmert JC. 1973. Fine structure of the strioventricular node as viewed in serial sections [J]. Am J Anat, 136 (1): 43–66.

Tharp MD. 1987. The interaction between mast cells and endothelial cells [J]. J Invest Dermatol, 93 (3): 107.

Thiene G, Pennelli N, Rossi L. 1983. Cardiac conduction system abnormalities as a possible cause of sudden death in young athletes [J]. Human Pathol, 14 (8): 704–709.

Titus JL, Daugherty Gw, Edwards JE. 1963. Anatomy of the normal human atrioventricular conduction system [J]. Amer J Anat, 113 (3): 407–415.

Topaz O, Edwards J. 1985. Pathelogic features of sudden death in children, adolescents and young adults [J]. Chest, 87: 476–482.

Verheijck EE, Wessels A. 1997. Distribution of atrial and nodal cells within the rabbit sinoatrial node: models of sinoatrial node transition［J］. Circulation, 97（16）: 1623–1631.

Weber KT, Brilla CG, Janicki JS. 1993. Myocardial fibrosis: functional significance and regulatory factors［J］. Cadiovas Res, 27: 341–348.

Wharton J, Gulbendian S, Merighi A. 1988. Immnohistochemical and ultrastructrual localization of peptide–containing nerves and myocardial cell in the human atrial appendage［J］. Cell Tissue Res, 254（2）: 155–166.

Wharton J, Polak JM, Gordon L. 1990. Immunohistochemical demonstration of human cardiac innervation before and after transplantation［J］. Circulation Res, 86: 900–912.

Widorran J, Lev M. 1951. The dissection of the atrioventricular node, bundle, and bundle branches in the hunan heart［J］. Circulation, 4（1）: 863–867.

Widran J, Lev M. 1951. The dissection of the A–V node, bundle and branches in the human heart［J］. Circulation, 4: 863–867.

Wiedemann B, Frank WW. 1985. Identification and locazation of synaptophysin, an integral membrane glycoprotein of Mr 38, 000 characteristic of presynaptic vesicles［J］. Cell, 41: 1017–1028.

Winstanley DP. 1961. Sudden death from multiple rhadomyomata of the heart［J］. J Pathol Bacteriol, 81: 249–251.

Woef PI, Bing R. 1965. The smallest tumor which causes sudden death［J］. JAMA, 194（6）: 204–205.

Yixuan S, Jiazhen Z, Laaksonen H. 1997. A modified method for examining the cardiac conduction system［J］. Forensic Science Int, 86: 135–138.

Yixuan S, Qingsong Y, Jiazhen Z. 1999. Age–related variation in theinterstitial tissue of the rdiac conduction system, and autopsy study of 230 Han Chinese［J］. Forensic Science Int, 104: 133–142.

Yixuan S, Laaksonen H, Saukko P. 2000. Histopathological findings of cardiac conduction system of 150 Finns［J］. Forensic Science International, 119（1）: 1–9.